ESSAI

SUR

L'ÉLÉPHANTIASIS

DES ARABES

ET SUR

L'ÉLÉPHANTIASIS DES GRECS

OBSERVÉS EN ALGÉRIE

PAR J.-F.-G. MESTRE

DOCTEUR EN MÉDECINE ; MÉDECIN-MAJOR DE Irᵉ CLASSE ; DOYEN DES MÉDECINS DE
L'ARMÉE D'AFRIQUE ; ANCIEN CHIRURGIEN EN CHEF DES HÔPITAUX MILITAIRES DE
PHILIPPEVILLE, D'ORLÉANSVILLE ; CHIRURGIEN EN CHEF DES AMBULANCES EXPÉ-
DITIONNAIRES DES ZAATCHAS, DES AURÈS, DE LA KABYLIE EN 1852 ; MÉDECIN
EN CHEF DE L'HÔPITAL MILITAIRE DE BÔNE ; CHEVALIER DE LA LÉGION D'HONNEUR.

« Cecy est un lyvre de bonne foy. »
MONTAIGNE ; *Essais.*

MONTPELLIER

TYPOGRAPHIE DE BOEHM, PLACE DE L'OBSERVATOIRE
Éditeur du MONTPELLIER MÉDICAL
1859

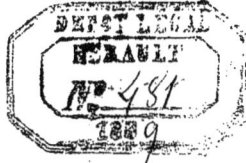

ESSAI

SUR

L'ÉLÉPHANTIASIS DES ARABES

ET SUR

L'ÉLÉPHANTIASIS DES GRECS

OBSERVÉS EN ALGÉRIE

T'd $^{125}_{25}$

ESSAI

SUR

L'ÉLÉPHANTIASIS

DES ARABES

ET SUR

L'ÉLÉPHANTIASIS DES GRECS

OBSERVÉS EN ALGÉRIE

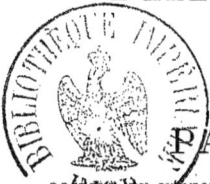

PAR J.-F.-G. MESTRE

DOCTEUR EN MÉDECINE ; MÉDECIN-MAJOR DE 1re CLASSE ; DOYEN DES MÉDECINS DE
L'ARMÉE D'AFRIQUE ; ANCIEN CHIRURGIEN EN CHEF DES HÔPITAUX MILITAIRES DE
PHILIPPEVILLE, D'ORLÉANSVILLE ; CHIRURGIEN EN CHEF DES AMBULANCES EXPÉ-
DITIONNAIRES DES ZAATCHAS, DES AURÈS, DE LA KABYLIE EN 1852 ; MÉDECIN
EN CHEF DE L'HÔPITAL MILITAIRE DE BÔNE ; CHEVALIER DE LA LÉGION D'HONNEUR.

« Cecy est un lyvre de bonne foy. »
MONTAIGNE ; *Essais.*

MONTPELLIER

TYPOGRAPHIE DE BOEHM, PLACE DE L'OBSERVATOIRE
Éditeur du MONTPELLIER MÉDICAL

1859

À Messieurs

LES MEMBRES DU CONSEIL DE SANTÉ DES ARMÉES.

MESSIEURS ,

Avant de terminer ma carrière médicale, je veux payer mon tribut aux sciences que j'ai cultivées toute ma vie.

Je vous offre, dans cette première monographie, le fruit de longues années de pratique et d'observation. — Puissé-je recevoir ce témoignage que j'ai rendu quelques services à l'humanité, et rempli honorablement le mandat qui m'était confié.

Je suis, avec un profond respect,   Messieurs,

Votre très-humble et très-obéissant serviteur,

MESTRE.

AVANT - PROPOS

Si l'on jette un coup d'œil sur les ouvrages des anciens dermatologistes, on est étonné de la confusion qui y règne ; aussi, en
étudiant chez eux les maladies dont il est ici question, je me suis
tenu en garde contre les descriptions qu'ils nous ont laissées, afin
d'éviter de grandes erreurs.

La confusion que l'on rencontre chez les anciens, provient de leur
opinion sur le mode de propagation des maladies cutanées, qu'ils
regardaient comme contagieuses ; il est donc facile de se rendre
compte de la répugnance qu'ils ont eue à se livrer à des recherches
sérieuses sur les dermatoses graves. Il est une autre raison qu'on
ne peut contester, c'est qu'à cette époque l'anatomie pathologique, si
nécessaire au diagnostic des affections de la peau, était encore dans
l'enfance. Aujourd'hui que les sciences médicales ont fait de grands

progrès, la dermatologie a aussi considérablement grandi, surtout depuis le commencement du xixᵉ siècle, grâce aux savantes recherches de Willan, d'Alibert, de Biett, de Cazenave, de Rayer, de Piorry, de Wilhelm Boëck et Danielsson. Et cependant, malgré tant de précieux travaux, il existe encore de nos jours un grand nombre de médecins qui, n'ayant eu que rarement l'occasion de traiter des maladies de la peau, confondent souvent certaines affections les unes avec les autres [1].

Il n'est donc pas étonnant que les médecins des temps anciens aient commis des erreurs; il est évident que dès qu'ils observaient une affection grave de la peau, offrant un aspect hideux, ils lui donnaient aussitôt le nom d'éléphantiasis ou de *lèpre*, selon les habitudes adoptées dans les pays qu'ils habitaient.

C'est en Algérie, sous le soleil brûlant de cette contrée, que j'ai recueilli mes observations; c'est dans cette même contrée que j'ai écrit cet ouvrage. Vivant sans cesse dans les camps, sans cesse éloigné des centres de civilisation, il m'a été impossible de me procurer des monographies spéciales. Je n'ai pu dès-lors consulter les auteurs qui ont le mieux écrit sur les maladies dont nous nous occupons ici, afin de faire un choix des opinions qu'il convient d'adopter, et de citer les sources d'où elles émanent. Aussi le lecteur voudra bien me pardonner les lacunes que je n'aurais pas remplies à cet égard; et si, sans le vouloir, je me suis approprié des idées déjà émises par d'autres confrères, je réclame leur indulgence en faveur de la pureté de mes intentions.

[1] Nous aurions une tâche bien longue à remplir, si nous étions obligé de citer les noms des auteurs qui ont écrit sur ces maladies sans les connaître.

En général, l'étude des maladies chez les Arabes offre au médecin deux tâches également belles à remplir : la première lui permet de faire des découvertes utiles à la science, la seconde de contribuer par des efforts incessants, par des soins assidus, à conquérir l'estime et l'admiration des indigènes pour la nation Française, en un mot, de les initier aux bienfaits de notre civilisation ; si notre patrie rend justice à l'art de guérir, elle considérera les médecins Africains comme les civilisateurs les plus influents de l'Algérie.

En effet, depuis 1830 les médecins de l'armée n'ont cessé de prodiguer leurs soins aux indigènes et, on peut l'affirmer, avec le plus grand désintéressement.

Arrivés à Bône en juin 1832, mes collaborateurs et moi nous nous sommes acquittés, autant que possible, de cette honorable mission, dans l'intérêt national autant que dans celui de la science et de l'humanité.

En 1835, pendant que le choléra asiatique exerçait des ravages dans la province de Constantine, nous eûmes occasion de sauver un grand nombre d'Arabes, parmi lesquels se trouvaient des hommes très-remarquables, aujourd'hui encore entièrement dévoués à la France [1].

Chargé du service chirurgical à l'hôpital militaire de Philippeville, de 1839 à 1843, j'ai eu souvent occasion de faire sur des Indigènes plusieurs opérations importantes qui nous ont mérité l'estime et la considération des tribus voisines. Pendant mon séjour à Orléansville, j'ai donné des soins à 1225 indigènes atteints d'affections diverses :

[1] L'un d'eux est le fameux Ben-Ouéli, qui a été tué dans les environs de Sétif, après avoir donné les preuves du plus grand dévouement. Je dois cet hommage public à sa mémoire.

de lèpre, d'éléphantiasis des Arabes, de syphilis constitutionnelle ; enfin, depuis le 1er février 1845 jusqu'au 6 juin 1847, il a été traité dans nos salles de l'hôpital militaire de Guelma, 1,977 indigènes [1].

Nous ne comprenons pas dans ce chiffre les nombreux Arabes qui viennent tous les jours réclamer nos soins et nos avis.

L'émigration a été de tout temps signalée comme une cause des plus influentes pour favoriser le développement de la lèpre tuberculeuse ; aussi est-il à craindre aujourd'hui qu'un certain nombre d'individus appartenant à ces populations qui arrivent de tous les points de l'Europe en Algérie, pour s'y créer une patrie, ne deviennent victimes de cette maladie, aussitôt que le mélange des diverses races humaines commencera à s'opérer.

Il est donc de toute nécessité que les médecins de notre époque se livrent à des recherches sérieuses sur l'étiologie, sur la nature de ces affections, afin de découvrir le traitement qu'il convient d'adopter, pour les combattre avec succès. Je ne doute pas qu'après des travaux assidus, ils ne parviennent à déchirer un coin du voile qui a jusqu'à présent caché la vérité aux praticiens !

[1] On a reçu à l'hôpital de Bône 1502 Arabes, depuis le 1er janvier 1850 jusqu'au 31 juillet 1857.

ESSAI

SUR

L'ÉLÉPHANTIASIS DES ARABES

ET SUR

L'ÉLÉPHANTIASIS DES GRECS

OBSERVÉS EN ALGÉRIE.

PREMIÈRE PARTIE
DE L'ÉLÉPHANTIASIS EN GÉNÉRAL

Les médecins anciens ont donné le nom d'*éléphantiasis* (mot dérivé du grec ελεφας, éléphant) à deux maladies qui sont bien différentes, et que l'on distingue en y ajoutant l'épithète des *Arabes* ou des *Grecs*. Quoique les caractères différentiels de ces deux affections soient des plus tranchés, elles furent pourtant confondues vers le viiie siècle. C'est Mohammed-Zacharie Rhazès, qui, en 850 de notre ère, fut le premier auteur de cette confusion. Voulant décrire l'éléphantiasis des Arabes, il en donna la description suivante : « Cette maladie est incurable après une longue durée ; mais si elle est prise dès le commencement et traitée comme elle doit l'être, on peut la guérir ou l'empêcher de faire des progrès ultérieurs ; c'est pourquoi, aussitôt que les jambes s'enflent et se couvrent d'une rougeur foncée, aussitôt qu'il paraît de certaines veines qu'on peut nommer *variqueuses*, il faut avoir recours aux vomitifs, tenir le malade à la diète et lui faire garder le lit ; on lâche le ventre, et on administre un second émétique, qu'on réitère une troisième fois, car cette répétition est très-salutaire.

»Le malade doit s'abstenir de nourriture grossière ; il convient d'entourer le membre d'un bandage, depuis le talon jusqu'au genou ; mais avant il est d'usage d'appliquer des épithèmes préparés avec l'aloës et le vinaigre, la myrrhe, l'acacia, l'hypociste et l'alun. Il faut aussi pratiquer une saignée du bras, du côté opposé à celui du mal ; il faut que le malade ne se tienne debout qu'après avoir la jambe exactement bandée, et qu'il ne s'abstienne, sous aucun prétexte, de l'usage de l'épithème ; qu'il revienne encore aux vomitifs, etc., etc. Cette tumeur est formée par le sang épais ou par le phlegme. Dans le premier cas, la couleur de la peau est brune ; dans le second, elle garde sa couleur naturelle. »

Cette description est tellement obscure, qu'il est impossible de reconnaitre à quelle maladie elle se rapporte. Les successeurs d'Avicenne, de Rhazès, d'Ali-Abbas, vivant dans ces siècles où les sciences et les arts suivirent la décadence des empires, furent, comme ces derniers, victimes des événements politiques qui ont rendu cette époque si remarquable.

L'éléphantiasis des Grecs, ou la lèpre tuberculeuse d'Alibert, est ordinairement caractérisé par le développement plus ou moins considérable de tubercules variables[1], dont le principal siége est dans le tissu cellulaire sous-cutané. Un épanchement œdémateux, souvent induré, existe quelquefois au pourtour de ces productions morbides.

Dans cette première partie, nous allons nous occuper de l'éléphantiasis des Arabes ou de Rhazès; dans la seconde, nous parlerons de l'éléphantiasis des Grecs ou d'Arétée.

Éléphantiasis des Arabes.

Le plus grand nombre des médecins français s'accordent à désigner sous le nom d'*éléphantiasis des Arabes* certaines intumescences dont les caractères essentiels ne permettent pas de confusion avec d'autres affections analogues. La marche de cette maladie est quelquefois aiguë au début, mais toujours chronique à une période avancée. Toutes les parties du corps sont susceptibles d'en devenir le siége. Quelques-unes en sont affectées primitivement, d'autres

---

[1] Le volume des tubercules varie depuis la grosseur d'une graine de chènevis jusqu'à celle d'une amande et même d'un petit œuf de pigeon.

consécutivement ; mais les membres abdominaux, le scrotum, la verge chez l'homme, les grandes lèvres chez la femme, sont les parties où cette maladie s'observe le plus communément.

L'éléphantiasis consiste dans un gonflement considérable d'une partie du corps, dû à un épanchement plus ou moins abondant d'une lymphe coagulable dans les mailles du tissu cellulaire sous-cutané et intermusculaire. Il détermine l'épaississement, la distension, souvent l'insensibilité de la peau [1], l'hypertrophie et l'induration du tissu cellulaire sous-cutané et intermusculaire. De là les déformations bizarres et monstrueuses que présentent quelquefois les intumescences éléphantiques.

Ainsi que nous l'avons dit, les médecins arabes sont les premiers qui aient fait mention de l'éléphantiasis [2]. Hoffmann, Sennert, l'ont nommé *fièvre érysipélateuse* ; Hendy, Town, Hillary, *maladie glandulaire des Barbades, jambe des Barbades* ; c'est le *kylhetâ* des habitants du Caire, le *jusam* ou *gusam* de quelques Arabes, le *dhâ el phil* des savants égyptiens, le *sarcocèle* d'Égypte, la *hernie charnue* de Prosper Alpin, l'*hydrocèle* du Malabar de Kœmpfer,

[1] A l'époque de l'invasion de la maladie, la peau est souvent érythémateuse ; mais ce symptôme disparaît ordinairement peu à peu, à mesure que l'affection vieillit.

[2] Mais un reproche général que l'on adresse aux descriptions qu'ils nous ont laissées, c'est d'être trop concises et obscures, ce qui probablement a causé la confusion qui a régné, et fait confondre les deux espèces d'éléphantiasis.

l'*œdrum* l'*œdème dur*, la *lèpre extrême* des Occidentaux,
la *lepra nodosa* de Cassan, l'*éléphantiasis tropical* de
Léonine, la *maladie de Jérusalem* de Saverin, l'*œdème
asarque* de Clot-Bey, l'*oschéochalasie* de Larrey et d'Alibert, etc., etc. Afin de nous conformer à l'usage général des
médecins français, nous conserverons à cette maladie le
nom d'*éléphantiasis* dans le courant de cet ouvrage.

Bien que les causes qui donnent naissance aux intumescences éléphantiques soient encore enveloppées d'obscurités,
nous ferons cependant remarquer que certaines conditions
topographiques et spéciales aux pays chauds contribuent à
leur développement[1]. Ainsi, l'éléphantiasis des Arabes est
très-commun en Afrique, à l'Ile de France, dans la Guinée,
la Nigritie, la Nubie, l'Abyssinie, en Égypte aux environs
de Damiette, de Rosette, surtout à Lisbet, village situé près
de l'embouchure du Nil[2]. En Algérie, j'ai eu souvent occasion d'observer plusieurs cas fort remarquables d'éléphantiasis dans les environs d'Alger[3], surtout dans la plaine de
la Mitidja, dans celle du Chélif, à Orléansville, à Constantine, à Bône, à Guelma, à Hammam-Heskentine; en France,

---

[1] On peut avancer avec certitude que l'éléphantiasis des Arabes est
très-rare dans les pays froids; qu'on l'a vu quelquefois dans les pays
tempérés, tandis qu'on l'observe communément dans certaines contrées
des régions tropicales et équatoriales.

[2] *Essai sur l'éléphantiasis des Arabes,* par le docteur Chabassi.

[3] On voyait, il y a quelques années, à Alger, un Juif (Maklouf-Azoulaï)
dont la jambe droite était le siège d'une intumescence considérable. Elle
avait 40 centimètres de diamètre de plus que la gauche.

Delpech a prétendu en avoir rencontré plusieurs cas dans
le Roussillon. Cette affection est commune dans la Croatie,
en Hongrie, où il y a de nombreux marais, dans la Turquie
d'Asie, à Ceylan, sur les bords du Gange, au Brésil, à la
Barbade [1], aux Asturies, au Pérou, au Paraguay, au Chili,
à la Nouvelle-Calédonie, où Pakili-Pomma, roi de Koko,
était atteint d'une intumescence considérable au scrotum.

On a aussi rencontré cette maladie en Polynésie, aux
îles de la Société ; elle est très-commune aux îles de la
Malaisie ; enfin, en un mot, on l'a observée dans les deux
hémisphères, dans les îles comme sur les continents et à
toutes les longitudes, de sorte qu'elle enserre notre globe.

Cette maladie s'observe ordinairement chez les adultes
des deux sexes, les pauvres, les domestiques, les individus
mal vêtus, ceux qui marchent habituellement nu-pieds.

Le docteur Chabassi, qui s'est livré à des recherches
intéressantes sur l'étiologie de l'éléphantiasis de Rhazès,
très-commune en Égypte, accorde une grande influence à
la station assise qu'il appelle *à l'égyptienne*. C'est celle
que plusieurs peuples de l'Orient ont adoptée, qui est en
usage chez les indigènes de l'Algérie, celle que le plus grand
nombre de tailleurs en Europe prennent sur leur établi,
lorsqu'ils travaillent. Le même observateur pense que les

---

[1] Il n'est pas rare de rencontrer dans les rues de Rio-Janeiro et Bahia,
des hommes atteints d'intumescences éléphantiques énormes. C'est surtout sur des individus appartenant à la race nègre que cette maladie
s'observe le plus communément.

ablutions d'eau froide que les Musulmans ont habitude de faire [1], contribuent beaucoup à favoriser le développement des intumescences éléphantiques. Sans chercher à combattre d'une manière rigoureuse les opinions de notre confrère d'Afrique, nous ferons remarquer que la plupart des habitants de l'Algérie s'asseyent par terre, à l'égyptienne ; qu'ils font souvent des ablutions d'eau froide ; qu'en Europe, un grand nombre d'individus ont adopté ces mêmes usages : pourtant ils ne sont pas atteints d'éléphantiasis. Il faut donc envisager la question sous un autre point de vue, afin d'en découvrir les véritables causes. Un fait digne de remarque dans les pays chauds, c'est que la peau et le tissu cellulaire sous-cutané se trouvent, pendant les jours d'été, abreuvés par une transpiration des plus abondantes, qu'ils sont dans un état continuel de relâchement ; aussi voit-on souvent dans ces contrées des individus qui, le soir, ont les jambes et les pieds enflés ; chez l'homme, le scrotum est presque toujours volumineux. Les grandes lèvres et les nymphes sont souvent pendantes et très-développées chez les femmes [2], tandis que le contraire s'observe dans les pays tempérés et froids.

Les fièvres intermittentes des pays chauds et marécageux

[1] Les vents frais lorsque le corps est en transpiration, les vêtements qui ne soutiennent pas d'une manière convenable les parties génitales de l'homme.

[2] Les nuits, la température est quelquefois assez basse. On est souvent éveillé par le froid.

peuvent, je crois, jouer en quelques circonstances un grand
rôle dans la formation de l'éléphantiasis, soit par la modification particulière qu'elles font subir au sang, soit par la
fluxion qu'elles produisent dans la partie qui doit devenir
le siége de l'affection, soit enfin en ajoutant à la transpiration qui est épanchée dans le tissu cellulaire affecté, une
certaine quantité de lymphe coagulable [1]. Ainsi, avec les
prédispositions que nous venons d'énumérer, il est évident
que l'intumescence éléphantique pourra facilement se développer, du moment où un froid vif viendra supprimer la
transpiration cutanée. Se répandant alors dans les mailles
relâchées du tissu cellulaire, elle se transformera et s'orga-
nisera à mesure que la résorption des parties les plus fluides
se sera effectuée [2].

En 1827 et 1828, pendant mon séjour en Espagne (à la
Seu d'Urgel), j'ai vu fréquemment, dans le traitement de
la méningite et de l'encéphalite, appliquer la glace sur la
tête ; si on n'avait pas la précaution de la supprimer aussitôt
que la transpiration survenait, celle-ci s'épanchait dans les
mailles du tissu cellulaire péricrânien, qui acquérait une
épaisseur assez grande. A l'autopsie, la peau du front était
boursoufflée, les tissus sous-jacents avaient l'aspect du lard

---

[1] Soit en provoquant l'engorgement des viscères abdominaux, qui
enraie par la suite la circulation veineuse.

[2] Il est des individus qui transpirent beaucoup, par suite de dispositions idiosyncrasiques. Cette transpiration se fait, chez les uns à la
tête, chez les autres aux bras et aux aisselles, chez ceux-ci aux parties génitales, chez ceux-là aux extrémités inférieures.

frais, et laissaient échapper sur la surface de section un liquide épais comme de la gelée.

Mes collègues algériens ont été, comme moi, à même de constater que la lymphe coagulable est plus abondante chez les indigènes que chez les Européens ; aussi les plaies cicatrisent-elles très-vite chez les premiers.

Il n'y a pas à douter que certaines dispositions climatériques contribuent beaucoup à augmenter les propriétés plastiques de la lymphe ; que certaines habitudes, le genre d'alimentation des habitants des pays chauds [1], peuvent aussi jouer un grand rôle dans le développement des intumescences.

On peut, je crois, accorder une grande influence à la syphilis constitutionnelle, maladie très-commune parmi les Arabes, et qui affecte presque toujours, chez eux, le système cutané ; viennent ensuite les affections qui sont suivies de l'œdème, lorsque l'éléphantiasis a pour siége les extrémités inférieures. Chez les femmes, cette maladie se développe avec la plus grande activité pendant la grossesse. Biett rapporte l'histoire d'une femme dont la jambe éléphantique subissait une augmentation considérable de volume à chaque grossesse. C'est là un exemple bien frappant.

Cette maladie n'est ni héréditaire ni contagieuse ; le vieillard et l'adulte en sont également affectés ; les enfants

---

[1] L'usage continuel des pâtes que les Arabes font avec une espèce de froment très-riche en gluten, peut, ce me semble, donner à la lymphe, chez des individus prédisposés, des propriétés plastiques plus grandes.

mêmes n'en sont pas exempts, plusieurs auteurs en citent des cas.

Le 1er mars 1810, le professeur Chaussier présenta à la Faculté de médecine de Paris la jambe d'un enfant mort-né, dont le dos du pied était éléphantique. Quelques affections cutanées, telles que l'eczéma, l'ecthyma, le *lichen agrius* le précèdent ou l'accompagnent quelquefois ; il en est de même de la goutte, de l'éléphantiasis des Grecs, des phlébites, des oblitérations et des rétrécissements des veines.

A mon avis, elles doivent être considérées comme des complications, parce qu'on ne les rencontre généralement que dans un petit nombre de cas : ainsi, je n'ai observé que deux fois l'érysipèle sur 14 cas ; le *lichen agrius* et presque toujours des syphilides coïncident avec l'affection. Pour moi, je n'ai observé que très-rarement chez les enfants ces dermatoses.

Ainsi, pour que l'éléphantiasis se développe, deux prédispositions sont nécessaires : l'une due à l'action climatérique, et l'autre dépendante d'une idiosyncrasie des individus.

Comme nous l'avons dit plus haut, la fièvre intermittente, dont les Arabes sont atteints si fréquemment, peut quelquefois donner naissance à des hypertrophies monstrueuses du foie et de la rate, ainsi qu'à des épanchements éléphantiques considérables [1].

[1] Lésions pathologiques que l'on observe communément dans les plaines marécageuses de l'Algérie. Plusieurs de mes confrères algériens,

Il est évident que les viscères abdominaux ainsi hyper_
trophiés favorisent les épanchements séro-lymphatiques, soit
aux membres inférieurs, soit au scrotum, dans les contrées
où règne l'éléphantiasis.

On peut avancer avec certitude que, sans les fièvres intermittentes, la maladie dont nous venons de parler serait
beaucoup plus rare dans les pays chauds.

Un phénomène très-remarquable s'opère au moment où
les tissus éléphantiques se forment : l'élément de la transpiration ne pouvant pas être rejeté par la peau, se dépose
dans les mailles du tissu cellulaire sous-cutané, qui finit
par s'irriter ; alors une certaine quantité de lymphe vient
s'y agréger. Plus tard, les parties les plus fluides sont ab-
sorbées ; celles-ci, par leur résorption, déterminent un accès,
à la suite duquel une fluxion s'établit vers la partie malade.
L'épanchement, d'abord séreux, devient de plus en plus
épais et se range en dedans du premier, sous la forme de
couche ; enfin, un troisième, un quatrième accès survien_
nent, et chaque fois les choses se passent comme nous venons
de l'exposer.

L'intumescence éléphantique augmente considérablement de volume pendant le stade de sueur. Chez quelques

qui ont donné des soins aux indigènes, ont été souvent surpris, en faisant chez ces derniers l'opération de la paracentèse, de ne retirer
qu'une petite quantité de liquide, comparativement au volume que présentait l'abdomen. En examinant ensuite les parois de cette cavité, on
sentait plusieurs corps durs, de formes différentes, et qui, suivant moi,
doivent être considérés comme des amas éléphantiques.

malades, la transpiration ne parait même pas à l'extérieur, bien que le pouls indique qu'elle devrait exister ; chez d'autres, au contraire, elle se montre légèrement, mais elle est toujours de courte durée. Au moment où nous écrivons ces lignes, il se trouve dans une des salles de notre hôpital de Bône, un Génois qui est atteint d'éléphantiasis à la jambe droite, compliqué d'érysipèle ; le membre est du double plus gros que son congénère ; le malade est pris, en outre, d'accès quotidiens, pendant lesquels la jambe est beaucoup plus rouge et douloureuse. Un cordon noueux accompagne les vaisseaux lymphatiques jusque dans la région inguinale ; la peau du membre est sèche pendant que celle des avant-bras et des bras est halitueuse.

L'intumescence éléphantique a un caractère indélébile et particulier, qui ne permet pas de la confondre avec d'autres affections ; sa dureté et sa consistance sont ordinairement très-grandes. Elle ne peut pas être déprimée, comme on le remarque dans l'œdème. Cependant il existe des cas où ces tumeurs sont molles et résistantes ; c'est surtout lorsqu'elles sont ulcérées, ou bien dans le cas où l'on a employé des scarifications profondes qui ont amené une perte considérable de fluides. Lorsque l'affection se complique d'érysipèle, d'après certains auteurs on peut la confondre avec l'érysipèle phlegmoneux ; cependant il est, je crois, facile d'éviter cette erreur de diagnostic [1] :

---

[1] La difficulté est quelquefois très-grande chez quelques éléphantiques ; mais, dans ce cas, elle se complique de rhumatisme aigu, ou de

1° Par l'absence de douleur ;

2° Par l'engorgement des ganglions lymphatiques, complication qui s'observe souvent en pareil cas ;

3° Par la dureté des tissus, qui est ordinairement très-grande ;

4° Par la déformation des parties affectées, qui est quelquefois considérable : c'est surtout lorsque la maladie est ancienne, que ce caractère se présente le plus communément.

L'éléphantiasis est précédé, dans quelques circonstances, par l'eczéma, le *lichen agrius*, ou bien il coïncide avec ces derniers. Souvent une fièvre intermittente à type irrégulier accompagne son invasion ; mais il arrive dans d'autres cas que l'intumescence survient sans fièvre préalable. De là, deux modes dans le développement de cette maladie : l'un apyrétique, et l'autre pyrétique ; le dernier est plus fréquent dans les pays marécageux, principalement en Italie.

L'éléphantiasis des Arabes consiste en une tuméfaction plus ou moins considérable, dure, ne se laissant pas déprimer et résistant même à une forte pression, susceptible de se développer sur toutes les parties du corps, n'affectant qu'une seule à la fois, rarement plusieurs en même

sciatique, ou de la goutte. Cette dernière affection est tout à fait inconnue chez les Arabes de l'Algérie.

temps ; la peau qui recouvre la tumeur est hypertrophiée ;
elle devient dure, sèche, rugueuse et mamelonnée [1].

L'éléphantiasis affecte presque toujours, dans le début,
la forme aiguë ; mais au bout de quelque temps elle ne
tarde pas à prendre une marche chronique. Hendy, Hillary
MM. Alard et Rayer prétendent que son invasion est an-
noncée par une vive douleur, qui se fait sentir sur le trajet
des vaisseaux lymphatiques et de la saphêne, en même
temps qu'on sent sous la peau une corde noueuse, dure et
tendue qui s'étend de l'aine au genou et quelquefois jusqu'à la malléole.

Dans quelques cas cette corde communique avec des
ganglions engorgés [2] de l'aine, ressemblant à un chapelet
de petits corps orbiculés : je n'ai rencontré, pour mon
compte, que deux cas de ce genre. Dans le premier, quoique
chez un très-jeune sujet, j'ai trouvé les ganglions de l'aine
très-engorgés, le cordon spermatique entouré de nodosités ;
une ulcération profonde existait au sommet du scrotum,
siége de la tumeur, et elle peut être considérée, à mon avis,
comme la cause de l'accident que nous venons de signaler

---

[1] Ce n'est que lorsque la maladie est très-ancienne que l'on observe
ce dernier caractère. Il est produit tantôt par l'hypertrophie des papilles
de la peau, tantôt par la rupture des couches éléphantiques qui sont
sous-cutanées ; aussi les mamelons sont-ils souvent très-irréguliers, soit
sous le rapport de la forme, soit sous celui du volume.

[2] Je n'ai observé cet engorgement glandulaire que chez les individus
qui avaient des ulcérations.

Dans le second cas, l'intumescence s'était développée à la jambe. Cette affection avait été contractée à Venise.

L'eczéma et l'érysipèle , lorsqu'ils existent au moment où l'éléphantiasis débute, persistent souvent longtemps , et ce n'est que lorsque la peau commence à devenir rugueuse et à s'indurer qu'ils disparaissent ; dans tous les cas, ce sont toujours des complications fâcheuses.

Les membres atteints d'éléphantiasis sont ordinairement raides, les mouvements des articulations envahies ou des articulations voisines deviennent impossibles , comme on le remarque dans l'ankylose.

Quand l'affection est pyrétique, la fièvre avec délire se montre au début ; mais si la maladie est ancienne , la fièvre est plus rare [1].

Elle affecte presque toujours un type irrégulier , de telle sorte qu'il n'est guère possible de fixer le retour des accès suivants, ni d'en calculer le nombre. Ainsi, certains malades n'ont eu que trois accès dans un an, tandis que d'autres en ont eu quatorze dans le même espace de temps. Hendy et plusieurs autres dermatologistes rapportent des faits analogues. Le nommé Jouani, Génois, fut atteint en 1828[2] de fièvre quotidienne accompagnée d'érysipèle et d'engorgement glandulaire; la fièvre persista dans les mois de juillet

[1] Mais le travail fluxionnaire ou la fièvre locale continue à avoir lieu de temps en temps, sans déterminer de secousse notable dans l'économie.

[2] Cas dont nous rapporterons l'observation à la fin de cet ouvrage.

et d'août, et pendant tout ce temps la jambe acquérait tous les jours un volume considérable; avant cette époque, la fièvre ne s'était montrée que deux ou quatre fois par an.

Chez certains éléphantiques, elle affectait le type quotidien régulier, tierce ou quarte, avec délire pendant la saison chaude, tandis qu'en hiver elle reprenait une marche irrégulière.

J'ai remarqué que l'érysipèle ou l'érythème, lorsqu'ils coïncidaient avec l'éléphantiasis, disparaissaient aussitôt après l'accès, que dans ce même moment le volume de l'intumescence augmentait. Toutefois il est à remarquer que ce phénomène était irrégulier et intermittent; il était plus fort ou plus faible, selon la violence ou la durée des accès [1].

A son début, l'intumescence éléphantique est toujours molle; elle ne diffère de l'œdème que par les accès irréguliers qui précèdent et qui accompagnent l'invasion [2], par l'engorgement glandulaire des principaux vaisseaux lymphatiques, par l'insensibilité, par les urines, qui ne déposent pas au fond du vase un sédiment briqueté. C'est plus tard que la consistance et la dureté viennent enfin donner, d'une manière absolue, le caractère essentiel à la maladie, caractère qui ne permet plus de la confondre avec d'autres affections. Cette consistance et cette dureté augmentent à

[1] Nous reviendrons plus loin sur cette question.

[2] Ceux-ci dans les cas pyrétiques, et pour ceux qui sont apyrétiques c'est la durée, etc.

mesure que l'on s'éloigne de l'époque de l'invasion, et après un certain temps l'intumescence éléphantique n'occasionne d'autre trouble dans l'économie que celui qui est apporté par le volume, le poids de la tumeur et la déformation des parties qui en sont le siége.

Presque tous les malades indigènes qui ont été soumis à mon observation, marchaient comme s'ils n'avaient été atteints d'aucune infirmité. Un nommé Salah-Ben-Guenine (fils du lapin), dont nous rapportons plus loin l'observation, après avoir soutenu sa tumeur avec un coin de son burnouss, jouait et courait dans la plaine du Chélif, avec la même agilité que les enfants de son âge ; d'autres montaient à cheval sans le moindre inconvénient. J'en ai vu plusieurs qui s'asseyaient sur la tumeur comme sur un tabouret; ils éprouvaient même une espèce de bien-être dans cette position. Les Arabes que j'ai eu occasion de traiter avaient imaginé un bandage assez commode et même ingénieux, pour soutenir leur tumeur : ils se servaient d'une grande compresse en forme de fronde, faite avec un morceau de burnouss ; deux chefs d'une des extrémités de ladite compresse embrassaient la tumeur à sa base et s'engageaient de bas en haut, jusqu'au corps de la compresse. Le chef de gauche était dirigé à droite, celui de droite était porté à gauche ; et après s'être croisés sur l'abdomen, ils passaient en arrière autour de la ceinture et étaient ensuite fixés sur l'abdomen par des attaches. Les deux chefs qui étaient restés pendants entre les cuisses, étaient relevés en

haut et en avant ; en soulevant la tumeur, ils s'entrecroisaient sur l'abdomen comme les deux premiers, et se
fixaient comme eux autour du corps. Après avoir ainsi
pris cette précaution, les malades agissaient sans éprouver
la moindre gêne.

La marche de l'éléphantiasis ne tarde pas à prendre le
caractère chronique ; elle dure souvent toute la vie, si l'art
ne vient au secours des malheureux qui en sont affectés. Sa
terminaison par résolution est fort rare. Cependant Hendy
rapporte (observation n° 22, pag. 190) un cas fort remarquable d'éléphantiasis qui avait pour siége le scrotum. Le
porteur de cette tumeur se trouva un matin, à son réveil,
inondé par un liquide séreux très-abondant, qui s'était fait
jour par une gerçure du scrotum survenue pendant la nuit.
Au bout de quelque temps, un semblable accident vint
mettre fin à cette affection, laquelle disparut complètement sans récidive.

L'éléphantiasis est une maladie grave et fâcheuse, à cause
de la gêne qu'elle occasionne, des déformations, des dimen-
sions monstrueuses et bizarres qu'elle prend, des difficultés
que l'on éprouve pour en obtenir la guérison ; et malgré
cela elle n'est pour ainsi dire jamais mortelle : les éléphantiques meurent presque toujours par suite de lésions diverses, qui n'ont aucun rapport avec la maladie dont il est
question. J'en ai vu de très-âgés qui jouissaient d'ailleurs
d'une bonne santé.

Les lésions pathologiques ne présentent pas les mêmes

caractères chez tous les éléphantiques ; la différence provient, soit de l'âge des sujets, soit de l'état d'acuité ou de
chronicité de la maladie, soit de son état récent ou ancien [1].

Lorsque l'éléphantiasis est à son début, la peau est plus
ou moins rouge pendant l'accès ; elle reprend, lors de l'apyrexie, sa teinte et sa couleur ordinaires ; quelquefois même,
chez les individus lymphatiques, elle conserve fort longtemps son aspect et ses caractères normaux, comme on
peut s'en convaincre en lisant l'observation n° 2, pag. 65.

Un jeune homme était malade depuis plus de quatre
ans, et cependant, au moment des accès, l'aspect de la
peau du scrotum, qui était le siége de l'affection, ne présentait aucune modification notable.

Il n'en est pas ainsi lorsque la maladie est observée chez
l'adulte fort et sanguin, et chez les vieillards les modifications de la peau sont dans ces cas assez variées ; mais c'est
surtout lorsque l'affection est ancienne, que cette modification du tissu cutané est déjà plus tranchée. Dans ce cas,
l'épiderme devient épais, sec et rugueux ; il se couvre de
squammes ; la peau s'altère, s'hypertrophie, devient chagrinée, prend une teinte brunâtre ; sa consistance et sa
dureté égalent celle de la couenne ; elle se fendille et se
gerce, ainsi qu'on l'observe sur l'abdomen des femmes
enceintes ou des personnes obèses qui sont devenues
maigres.

[1] Dans la forme pyrétique.

Les papilles cutanées prennent, dans quelques cas, un volume considérable et viennent faire saillie à l'extérieur.

Delpech a trouvé les papilles du scrotum du nommé Autier, opéré par lui en 1821, très-développées. Cette complication, comme nous l'avons déjà dit, ne s'observe que dans les intumescences anciennes. L'épaisseur du derme est quelquefois de plusieurs centimètres ; il présente des granulations comme celles de certains pachydermes.

Les couches les plus extrêmes du tissu éléphantique sont ordinairement plus dures que celles qui avoisinent le centre de l'intumescence. Il en est de même du tissu adipeux, dont le volume augmente quelquefois considérablement.

Dans les cas de nouvelle formation, les tissus cellulaires sous-cutané et intermusculaire sont souvent infiltrés, comme dans l'œdème.

Dans un cas très-ancien, M. Fabre a trouvé ces mêmes tissus cellulaires sous-cutané et intermusculaire transformés en une pseudo-membrane très-épaisse, ayant presque la consistance du fibro-cartilage. Il a rencontré des concrétions osseuses implantées sur l'aponévrose jambière, sur les vaisseaux et les nerfs ; de sorte que ce ne fut qu'avec la plus grande difficulté que l'on parvint à les isoler. Des altérations analogues existaient dans le tissu cellulaire sous-aponévrotique.

Hendy a rencontré chez un éléphantique, les ganglions de l'aine très-volumineux, les uns indurés, les autres ramollis par la suppuration ; j'ai fait cette remarque plusieurs fois. J'ai vu un jeune Arabe (observation n° 2, pag. 65) dont les ganglions de l'aine avaient acquis un très-grand développement du côté droit ; le cordon spermatique était infiltré et beaucoup plus gros que dans l'état normal. Mais ces lésions n'étaient-elles pas dues à des ulcérations profondes qui envahissaient la partie inférieure de l'intumescence ?

Je suis autorisé à le croire, puisque aussitôt la tumeur enlevée, le cordon spermatique lié et coupé, tous ces accidents disparurent d'eux-mêmes par le seul fait de cette opération.

Dans un rapport que fit M. Bouillaud à l'Académie de médecine sur l'ouvrage de M. Alard (voyez *Archives générales de médecine*, tom. V et II, pag. 215 et 372), ce savant médecin appela l'attention de ses collaborateurs sur la grande influence que peut avoir l'oblitération ou l'obstruction des veines, dans certaines hydropisies locales. Dans un cas d'éléphantiasis de la jambe, M. Fabre a vu chez un éléphantique qu'il a autopsié, que la saphène était entièrement oblitérée ; vers la partie moyenne de ce membre, elle était indurée et son tissu comme fibreux ; la saphène externe et la tibiale postérieure étaient comme artérialisées ; la dernière était oblitérée dans plusieurs points, les autres veines de ce membre ne présentaient aucune lésion pathologique.

Hendy, dans un cas analogue, a vu des artères anormales assez volumineuses, qui s'étaient développées dans le tissu

éléphantique. J'ai fait la même remarque chez tous ceux
que j'ai opérés, qui étaient atteints de cette affection ; mais
nous avons facilement remédié à cet inconvénient, en com-
primant les artères à mesure qu'elles étaient divisées, de
manière à ne pas retarder l'opération. Cependant il est ar-
rivé très-souvent, lorsque celle-ci était terminée, que l'hémorrhagie était complètement arrêtée. Le 3 mars 1847,
M. Saiget, médecin principal, fit en ma présence l'ablation
d'une intumescence scrotale ; il divisa des artères anormales, dont le jet de sang fut si considérable que quelques as-
sistants furent effrayés ; mais l'opérateur, sans interrompre
son opération, fit placer les doigts des aides sur les vaisseaux
divisés, et l'hémorrhagie cessa aussitôt. Nous reconnûmes
dans la tumeur trois artères anormales ; celles qui servaient
à la nutrition avaient acquis un calibre double de celui
qu'elles ont dans les cas ordinaires.

M. Andral (*Précis d'anatomie pathologique,* pag. 169
et suivantes) rapporte l'observation d'une femme âgée de
74 ans, qui mourut dans le service de M. Lerminier, par
suite de la phthisie, et dont la jambe droite était éléphantique ; les veines ne présentèrent à ce savant anatomiste
aucune lésion, soit dans la texture de leurs parois, soit
dans la disposition du sang qu'elles contenaient. Les muscles
finissent à la longue par s'atrophier ; M. Andral (ouvrage
cité, pag. 277) rapporte l'histoire d'une vieille femme morte
à la Charité, en 1820, dont un des membres abdominaux
était éléphantique ; il trouva à la place des muscles de ce

membre, quelques faisceaux fibreux décolorés ; le tissu cellulaire avait la consistance du cartilage.

M. Rayer, qui a donné sur l'éléphantiasis des détails
qui méritent toute notre attention, assure qu'il n'a pas encore eu l'occasion d'observer des lésions notables dans le tissu
osseux des éléphantiques ; d'autres médecins, M. Fabre
est de ce nombre, ont rencontré une hypertrophie considérable du tibia ; son ligament inter-osseux avait acquis la
consistance de l'os, il présentait de nombreuses inégalités
et des aspérités : les deux os ne formaient qu'une seule
pièce, le tibia avait un volume double de son congénère,
et celui du péroné était trois fois plus grand que dans l'état
normal. Ces deux os étaient recouverts de véritables stalac-
tites osseuses dont le sommet se perdait dans les parties
molles ; de semblables productions morbides existaient aussi
sur les os du tarse ; la densité du tibia était très-grande,
il avait la compacité de l'ivoire. L'articulation tibio-tarsienne
ne présentait aucune altération.

La tumeur scrotale d'un éléphantique que j'ai opéré à
Orléansville (voyez observation n° 1 pag. 55) pesa après
l'opération 50 kilogr., 506 gram. La peau, d'un brun foncé,
avait la dureté du cuir neuf ; le tissu sous-jacent était d'un
blanc nacré, il avait l'aspect du corps calleux ou bien celui
du lard frais ; sa consistance était celle de la couenne desséchée. Pendant l'opération, j'ai mis hors d'état quatre
bistouris, leurs tranchants étaient ébréchés comme s'ils
avaient servi à couper du bois. Vu au microscope, le tissu

présentait des groupes nombreux de globules décolorés, et
de loin en loin des vaisseaux sanguins; dans d'autres points,
on voyait de petites masses blanches, homogènes, ressemblant au tissu adipeux. Après huit mois de macération dans
l'alcool, la tumeur avait conservé son aspect nacré et sa
consistance qui était très-grande; elle était formée par un
tissu fibreux très-serré, semblable à celui des ligaments.
En coupant la tumeur transversalement, on apercevait des
couches membraneuses d'une épaisseur à peu près semblable à celles du bois de sapin, superposées les unes sur
les autres comme celles de ce bois; sa couleur était devenue
noirâtre par la dessiccation, sa consistance avait acquis
celle de la corne. A l'état frais, les couches externes étaient
beaucoup plus dures et plus minces que celles du centre
de la tumeur. Les couches étaient tellement unies les
unes aux autres, qu'il était très-difficile de les séparer; les
plus rapprochées des anciennes, qui étaient les plus externes, présentaient dans trois points des déchirures; l'écartement que formait cette solution de continuité donnait lieu
à des vacuoles; la plus grande était à droite, d'un diamètre
de quatre centimètres; elle était tapissée par des couches
pseudo-membraneuses. Toutefois nous ferons remarquer
que celles qui se trouvaient en contact avec la déchirure,
avaient plus de consistance que celles du centre; un liquide
visqueux occupait le reste de cette cavité. Mis sur les charbons ardents, le tissu éléphantique donna une odeur de
cuir brûlé, il perdit de son élasticité; il se laissait facile-

ment déchirer en se raccornissant, un liquide incolore comme de l'eau s'en écoulait.

Le 50 mars 1844, je fis à l'hôpital d'Orléansville l'ablation d'une intumescence éléphantique à un jeune Arabe âgé de 15 ans. Elle pesa, après l'opération, 4 kilogrammes 110 grammes, sans compter le sang et les liquides qui s'écoulèrent. La peau du scrotum, quoique un peu érythémateuse, conservait son aspect normal. Deux veines variqueuses serpentaient à sa partie inférieure. La tumeur était formée dans ses deux tiers externes par un tissu dur, d'un blanc nacré, résistant comme du lard, composé dans les deux tiers par des pseudo-membranes qui se superposaient; au centre de la tumeur se trouvait une vacuole tapissée par des couches membraneuses dont l'organisation était d'autant plus avancée qu'on se rapprochait davantage de la peau. Les centrales étaient molles et gélatineuses; un liquide incolore occupait le centre de cette cavité; le testicule avait le volume d'un gros œuf de poule, son tissu était induré, il présentait deux tubercules ramollis à sa partie inférieure.

Nous avons rencontré dans cette tumeur deux artères anormales assez volumineuses, qui donnèrent beaucoup de sang; mais l'hémorrhagie fut bientôt arrêtée par la rétraction des tissus qui avoisinent les vaisseaux divisés, et ici les choses se passèrent comme dans les hémorrhagies utérines: aussitôt que la femme est délivrée, la matrice revient sur elle-même et l'écoulement de sang se trouve arrêté par ce fait.

Quant aux lésions que l'on rencontre dans les viscères des éléphantiques, elles ne sont que le résultat d'affections concomitantes dues, soit à des prédispositions particulières, soit à l'idiosyncrasie des individus, soit enfin à la localité qu'ils habitent. Ainsi, j'ai vu dans les montagnes des environs de Guelma, des Arabes éléphantiques qui n'avaient aucune lésion viscérale, tandis que chez ceux qui habitent la plaine ou les marécages, nous avons rencontré presque toujours des engorgements des viscères abdominaux, et ils étaient quelquefois atteints d'épanchements qui avaient pris le caractère éléphantique.

TRAITEMENT.

Le traitement de l'éléphantiasis à l'état aigu est évidemment celui des maladies inflammatoires; il est d'autant plus rationnel, que l'érysipèle le précède et l'accompagne quelquefois. Nous citerons en première ligne les saignées, soit générales, soit locales [1]; elles produisent toujours de bons

---

[1] Les médecins de l'île de Barbade ont constaté par l'expérience que la saignée générale était préjudiciable dans le traitement de l'éléphantiasis, qu'elle devenait quelquefois même très-dangereuse. Le docteur Hendy a cherché avec la plus grande instance à nous prémunir contre ses suites fâcheuses et funestes. D'après notre opinion, la cause des effets graves qu'elle développe vient de la résorption des fluides anormaux éléphantiques, qui agissent à l'instar des miasmes marématiques, en donnant naissance à des fièvres pernicieuses dont les accès

effets, si elles sont pratiquées avec discernement et avec
les précautions que nous ferons connaître plus bas. Viennent ensuite les fomentations émollientes, les bains tièdes,
les infusions de pavot et de sureau ; c'est surtout lorsque
l'érysipèle existe qu'il convient de les employer.

Pour que les applications de sangsues, lorsque l'affection
siége aux membres inférieurs, soient efficaces, il convient
de les faire au creux du jarret et au pli de l'aine [1]. Le membre malade est placé sur un coussin beaucoup plus haut
que le reste du corps. Il est inutile d'obliger l'éléphantique
à garder le lit s'il doit être opéré prochainement, ou bien
s'il est soumis à un traitement préparatoire. Comme il arrive souvent en pareille circonstance que des syphilides
coïncident avec l'éléphantiasis, il faut avoir égard à cette
concomitance ; mais nous reviendrons plus longuement sur
cette opération, dans la suite de cet ouvrage.

Hendy a administré l'oxyde de zinc sublimé comme
antispasmodique pour arrêter les vomissements ; on peut
parfaitement les calmer, je pense, soit à l'aide de boissons
froides, même à la glace, soit avec des potions calmantes
éthérées ou chloroformées. Hendy blâme fortement la pra-

---

sont quelquefois mortels. Pour mon compte, j'ai toujours eu le bonheur
de conjurer tous ces accidents en administrant le sulfate de quinine à
haute dose, qui, dans cette circonstance, agit soit comme antipériodique soit comme antiseptique.

[1] Lorsque l'intumescence éléphantique a envahi le scrotum ; mais il
faudra appliquer les sangsues à la région axillaire, si elle occupe le
bras ou l'avant-bras.

tique de quelques médecins de l'île de Barbade, qui favori-
saient [1] les vomissements et les provoquaient même [2].

La compression, dans la première période de la maladie,
a produit quelquefois de très-bons effets; mais elle devient
peu efficace lorsque l'intumescence est ancienne, à cause
de la forte consistance des tissus. D'ailleurs il convient,
dans tous les cas, que cette compression, pour qu'elle ait
chance de succès, soit précédée du massage. Voici de
quelle manière le massage se pratique. Le malade est
couché dans son lit; un homme vigoureux presse et masse
dans tous les sens le membre siége du mal, en ayant soin
toutefois de pincer la peau dans son entière épaisseur et
avec une certaine force, de façon à diviser les mailles du
tissu cellulaire sous-cutané, ainsi que les pseudo-membranes qui séparent les couches entre elles. Après un quart
d'heure et même vingt minutes de massage, le membre
malade est placé dans un appareil à calorification, dans
lequel on fait évaporer du vinaigre aromatique ou camphré.
Après ce bain de vapeur, on l'enveloppe pendant un quart
d'heure de couvertures, et aussitôt que la transpiration a

---

[1] Ces vomissements ont beaucoup d'analogie avec ceux que l'on observe dans les fièvres intermittentes gastriques, et, suivant moi, ils exi-
gent le même traitement.

[2] M. Alard (*Traité de l'inflammation des vaisseaux absorbants*, pag. 390)
accorde de bons effets aux douches d'eaux thermales; j'ai vu plusieurs
éléphantiques qui ont été envoyés pendant plusieurs années consécutives à Hammam-Meshontine; ils n'ont obtenu aucune amélioration
sensible.

cessé de se produire, celles-ci sont remplacées par un bandage roulé compressif méthodiquement appliqué ; on place
ensuite ledit membre sur un coussin qui doit être plus
élevé que le reste du corps.

On recommence cette opération tous les deux jours , et
on la continue pendant plusieurs semaines. Si ce traitement
ne réussit pas , il faut y renoncer, pour avoir recours aux
incisions ; mais pour qu'elles soient efficaces , on doit les
pratiquer de la manière suivante : Le massage ayant été
préalablement effectué , comme nous l'avons déjà dit , on
fait sur la partie malade une incision semi-elliptique qui
divise le tissu anormal dans toute son épaisseur ; on pratique ensuite une deuxième incision dont la cavité fait place
à la première , afin d'obtenir une ellipse complète , après
quoi on enlève par la dissection la lanière qui occupe le
centre de l'ellipse. Une quantité considérable de sérosité
sanguinolente s'écoule par cette plaie , souvent une véri-
table hémorrhagie a lieu ; mais on parvient à l'arrêter avec
une certaine facilité, à l'aide de la compression et des hémostatiques [1].

A mesure que le liquide séro-lymphatique s'échappe par
l'incision, les parties voisines se détendent , deviennent
flasques et molles ; il est urgent dans ce moment de prescrire le sulfate de quinine à la dose de 1 gramme matin et

---

[1] C'est surtout le perchlorure de fer que nous avons employé avec le
plus grand succès.

soir ; cette prescription devra être continuée pendant au
moins trois jours, afin d'annihiler la résorption des fluides
éléphantiques qui ne manqueraient pas de donner lieu à
des accès pernicieux très-graves et même mortels. Il est
évident qu'en faisant des scarifications légères, comme on
les pratique encore aujourd'hui en Égypte, on ne peut
pas compter sur de grands résultats, attendu que pour
réussir, il convient que toutes les couches du tissu éléphantique qui sont superposées les unes aux autres, soient entièrement divisées. De cette manière seulement les fluides
anormaux retenus dans les aréoles du tissu cellulaire, pour-
ront facilement s'écouler. N'en voyons-nous pas un exemple
frappant dans l'observation n° 22 de guérison spontanée
que rapporte Hendy [1].

« Un liquide, dit-il, séro-lymphatique très-abondant,
se fit jour par une crevasse qui se forma tont à coup, pendant la nuit, sur l'intumescence de mon malade ; quelques
jours après, un accident de ce genre eut lieu, et à partir
de ce moment cet éléphantique se trouva complètement
guéri. »

Les vésicatoires ont été préconisés par quelques médecins. Je les ai vu employer sans succès ; cependant je pense
qu'ils peuvent être très-utiles pour combattre l'érysipèle,
lorsque ce dernier coïncide avec la maladie qui nous occupe.

---

[1] Et dont nous avons déjà parlé plus haut.

Les diurétiques administrés à haute dose conviennent beaucoup lorsque l'état des voies digestives n'en proscrit pas l'usage ; ils produisent une révulsion salutaire sur les reins, en même temps qu'ils augmentent de beaucoup la sécrétion urinaire ; il est urgent de les employer chez les malades qui sont en même temps atteints de cachexie palustre [1].

M. Labat prétend que l'émigration dans les pays tempérés, serait un moyen puissant de guérison. Il est certain que l'acclimatement apporte de grandes modifications dans l'économie des individus qui vont des régions chaudes dans les pays froids. On peut certainement admettre sans examen que ces modifications sont très-favorables pour seconder le traitement curatif de l'éléphantiasis ; mais dans ce cas, nous devons prévenir les praticiens qu'ils auront une fièvre intermittente opiniâtre à combattre, affection qui sera la conséquence de l'absorption des fluides éléphantiques ; ici, l'administration des diurétiques sera parfaitement indiquée.

La ligature de l'artère principale qui sert à alimenter l'intumescence, présente des chances certaines de guérison. M. Labat l'a employée quelquefois, il considère ce moyen comme très-efficace ; c'est, je pense, lorsque le massage, l'incision et la compression n'ont pas suffi, qu'il

[1] La teinture d'iode, dans ces cas, appliquée tous les quatre ou cinq jours sur les parties malades, a été très-utile pour favoriser la résorption des fluides éléphantiques.

existe des veines variqueuses et que les artères ont établi des communications avec ces dernières. Le nommé Muller (observation n° 10) a présenté un tres-bel exemple de ce genre; mais chez ce malade la ligature était impraticable à cause de la position de l'intumescence, qui occupait le bas-ventre et la partie supérieure des cuisses.

J'ai traité et guéri 14 malades atteints d'éléphantiasis : chez 12, l'affection avait pour siège le scrotum, et chez les deux autres elle occupait les membres inférieurs. J'ai reçu, il y a peu de jours, des nouvelles du premier éléphantiasique que j'ai opéré à Orléansville en 1843 ; il continue à jouir de la santé la plus parfaite. J'ai vu, ces jours derniers, ceux que j'ai traités à Bône depuis dix ans ; chez tous la maladie n'a plus reparu, ils sont mariés pour la plupart, et ont de très-beaux enfants.

Avant de pratiquer la moindre opération, soit sur les membres, soit sur le scrotum, il convient, comme nous l'avons déjà dit, pour en assurer le succès, de soumettre le malade à un traitement antisyphilitique. Si des accidents vénériens ont précédé ou accompagnent l'affection éléphantique, la tisane de Feltz et les pilules de Sédillot produiront de très-bons effets dans le début de ce traitement ; on devra terminer par l'administration de l'iodure de potassium, soit à l'intérieur, soit à l'extérieur, et continuer même cette médication longtemps après l'entière guérison.

Dans les pays marécageux, il arrive souvent que la cachexie paludéenne vient s'agréger à l'éléphantiasis et lui

donner un certain degré de ténacité et de gravité. Il faut
alors, avant d'en venir au traitement curatif, combattre toutes
ces complications, afin de conjurer les accidents morbides
qui s'opposeraient au succès des opérations nécessitées par
la gravité du mal ; il faudra administrer aussi pendant un
laps de temps assez long du proto-iodure de fer, à la dose
de six décigrammes par jour, en potion [1]. Personne ne peut
contester qu'à la suite des opérations pratiquées, soit sur
des tissus malades, soit sur des parties saines et éloignées
du mal, une résorption des fluides anormaux ait presque
toujours lieu ; il est urgent d'en détruire les effets, s'il est
possible ; jusqu'à présent, j'ai obtenu constamment ce résultat à l'aide du sulfate de quinine à haute dose, qui agit,
à mon avis, soit comme antipériodique, soit comme anti-

[1] Le docteur Matius (de Riga) rapporte dans sa Thèse inaugurale (voyez
le *Traité sur l'inflammation des vaisseaux absorbants* de M. Alard, p. 384)
l'histoire d'un inspecteur de plantations, à Surinam, qui, après un certain nombre d'accès de fièvre intermittente, fut atteint d'éléphantiasis à
la jambe et aux pieds. On lui administra d'abord un vomitif, et, craignant
que son affection ne fût occasionnée par la syphilis, on le soumit à un
traitement mercuriel. Sous l'influence de ce dernier, la maladie s'ag-
grava, des douleurs ostéocopes survinrent ; les glandes du côté et de
l'aisselle s'engorgèrent, les cheveux tombèrent. Alors Matius prit le parti
de prescrire l'arsenic en poudre sous forme pilulaire ; il l'associa au
poivre et à la gomme arabique, à la dose de 1 centigramme par jour ;
par la suite, cette dernière fut portée à 2 centigrammes ; un régime
lacté et des boissons mucilagineuses complétèrent le traitement : des
sueurs et des urines très-abondantes survinrent, et au bout de quelque
temps le malade fut entièrement guéri. Il est facile de voir, dans cette
observation, que l'arsenic n'a pu agir que comme antipériodique et en
diminuant la plasticité de la lymphe.

septique. Cette médication, quoique très-efficace, n'exclut pas les autres moyens qui ont été conseillés pour atteindre ce but.

Un Arabe dont nous relatons plus loin l'observation (n° 11) fut atteint trois jours après l'opération de fièvre rémittente gastrique avec délire et vomissements fréquents ; le scrotum devint douloureux, la plaie fut frappée de gangrène ; l'anti_ périodique, ainsi que je viens de le dire, fut administré pendant quatre jours, la plaie fut pansée avec la décoction arnicée de quinquina. Ces deux agents thérapeutiques suffirent pour conjurer tous les accidents qui, par leur gravité, menaçaient la vie de notre malade.

L'amputation ne devra être tentée que comme *ultima ratio,* qu'après que les moyens que nous venons d'exposer auront été employés sans succès, et que toutes les complications qui peuvent annihiler les bons résultats de l'opération auront été convenablement combattues. Alors le bon praticien ne doit pas hésiter à débarrasser son malade d'une affection des plus désagréables, et ne pas se laisser influencer par les belles paroles de M. Alard, qui, en terminant son ouvrage sur l'éléphantiasis, dit :

« Une funeste expérience semble avoir démontré que, malgré la grande incommodité de ces bizarres tumeurs, on ne doit jamais recourir à l'amputation, comme on a cru pouvoir le faire récemment. Lorsqu'on a voulu, dans des cas désespérés, en venir à cette extrémité, par une bizarrerie à laquelle on était bien loin de s'attendre, le mal, qui ne paraissait que local, s'est porté peu de temps après du côté opposé, ou bien s'est fixé sur un des viscères, où il a produit des accidents qui ont fait périr misérablement le malade. »

Les observations qui suivent prouvent évidemment le contraire de ce que vient de dire M. Alard. Il faut avouer qu'avant de pratiquer une opération quelconque chez un éléphantique, j'ai toujours eu soin de me prémunir contre les accidents qui auraient pu en être la conséquence, soit en combattant par les moyens convenables les maladies concomitantes, soit en enrayant par les antipériodiques et les antiseptiques les phénomènes dus à la résorption des fluides anormaux de l'intumescence ; et la question envisagée sous ce point de vue peut, je crois, être considérée comme nouvelle dans la science, puisque avant moi aucune médication de ce genre n'avait été mise en usage pour atteindre ce but, et qu'aucune explication physiologique n'avait été donnée sur les véritables causes de ces accidents morbides.

Quant aux opérations qui se font sur les membres, elles consistent : 1° en incisions elliptiques ; 2° en amputations. Trois ou quatre incisions elliptiques sur un membre malade, d'après les préceptes que nous avons déjà indiqués précédemment, suffisent pour obtenir le succès que l'on attend. La longueur qu'on doit leur donner est proportionnée à l'étendue et au volume de l'intumescence. Cependant il vaut mieux les multiplier que de leur prêter une trop grande dimension : ainsi, dans les cas ordinaires, il ne convient pas de dépasser la longueur de 12 centimètres, afin de pouvoir avec plus de facilité parer aux ravages de la gangrène, qui sont d'autant plus grands que les plaies ont plus d'étendue. La nature de l'éléphantiasis n'exige pas des procédés particuliers pour ce qui concerne l'amputation des membres ; nous ferons cependant remarquer que l'opérateur aura à se prémunir contre les phénomènes dus à la résorption des fluides éléphantiques, lesquels donnent souvent lieu, soit à des accès pernicieux dont l'issue est quelquefois funeste, soit à des gangrènes dont les médecins tant anciens que modernes n'ont pas toujours eu le bonheur d'enrayer les progrès. Nous avons déjà fait connaître plus haut les médications que nous avons mises en usage pour combattre cette périodicité et cette putridité.

Lorsque l'intumescence éléphantique a pour siége le scrotum, je mets en usage deux procédés pour en faire l'ablation : dans le premier, le malade est couché sur le bout d'une table garnie de drap d'alèze, solidement maintenu, comme pour l'opération de la taille par le bas appareil ; deux aides, l'un à droite, l'autre à gauche du malade, soulèvent la tumeur et la rapprochent du périnée ; un troisième aide saisit la verge par le gland, l'attire fortement en haut en avant du pubis et en longeant la ligne blanche de l'abdomen. Placé entre les cuisses du malade [1] (celui-ci, si

---

[1] Cette position est plus commode pour moi, parce que je suis ambidextre ; mais pour ceux qui n'opèrent que d'une main, ils doivent se

on le juge convenable, étant dans l'état anesthésique), je fais du côté droit , avec la main gauche armée d'un fort bistouri convexe, une incision longitudinale qui commence à 25 millimètres au-dessous de l'anneau inguinal et qui se prolonge jusqu'à 6 centimètres au-dessus, en suivant une direction un peu oblique de dedans en dehors , afin de donner une plus grande largeur au lambeau inférieurement. Dans quelques circonstances j'ai été obligé de donner à cette incision une profondeur de 6 à 8 centimètres, avant que de parvenir au cordon spermatique ; celui-ci mis à nu, en le suivant de haut en bas, on découvre sans difficulté le testicule; s'il est squirrheux on l'enlève après avoir lié fortement le cordon spermatique avec un gros fil ciré ; si la membrane vaginale contient de la sérosité, on l'évacue en faisant à cette dernière un petit pli que l'on enlève d'un coup de ciseaux ; si le testicule est sain, on le confie à un aide , après l'avoir enveloppé d'une compresse trempée dans de l'eau émolliente ; ensuite , je pratique avec la main droite une incision du côté gauche, en cherchant à découvrir le cordon spermatique de la même manière que pour le côté droit. Le testicule mis à nu, son intégrité reconnue, ainsi que celle de sa membrane tégumentaire, et après l'avoir enveloppé d'une compresse trempée dans une infusion émolliente, je le confie à l'aide chargé

placer soit à droite soit à gauche du malade; ils prendront, en un mot, la position qui leur paraîtra la plus commode. (Voir obs. n° 1.)

de son congénère; je réunis par une incision semi-elliptique
et à concavité supérieure, les extrémités inférieures des
deux incisions latérales, afin de compléter le lambeau antérieur en lui conservant environ 15 centimètres de longueur,
sur 10 de largeur. Il a alors la forme d'un petit tablier
arrondi vers le bas; j'enlève rapidement, et avec soin, le
tissu anormal qui adhère encore à la partie interne dudit
lambeau. Mais pour arriver à ce but plus facilement, je
me sers d'un petit couteau, et, à l'instar des cuisiniers
lorsqu'ils veulent séparer le lard de la couenne, j'enlève le
tissu éléphantique; s'il est nécessaire, je dissèque la peau
du pénis sans la fendre. Je la retourne comme la peau d'une
anguille, et je poursuis ainsi le tissu anormal jusqu'au frein
de la verge; ordinairement cette dissection se fait sans difficulté. Le lambeau antérieur étant terminé, je le confie
à un des aides, j'enlève à grands coups de bistouri la tumeur en longeant le périnée. Je cherche autant que possible
à le débarrasser des pseudo-membranes qui y adhèrent, et
je termine l'opération à la partie postérieure par un lambeau
un peu plus long que le précédent, après l'avoir aminci
autant que possible. Je fais trois ou quatre scarifications
longitudinales sur les faces internes des lambeaux. La peau
de ces derniers se trouve quelquefois perforée, soit pendant qu'on l'amincit, soit lorsqu'on pratique la scarification;
on ne doit pas se prémunir contre cet accident, qui à mon
avis n'a rien de fâcheux. Après avoir assigné à chacun des
testicules la place qui lui revient dans ce nouveau scrotum,

je réunis de chaque côté, par première intention, les lambeaux à l'aide de la suture entortillée [1] ; l'intervalle qui sépare les aiguilles est soutenu avec des bandelettes de diachylon ; afin de favoriser autant que possible la réunion immédiate, il convient de laisser une petite ouverture dans laquelle on a soin d'introduire une grosse mèche, afin que le pus, la sanie, et les fluides anormaux aient une issue facile à leur écoulement. Une compresse fenêtrée enduite de styrax, des plumasseaux de charpie, trois compresses et un suspensoir complètent ordinairement le pansement [2] qu'il convient de faire après l'opération. On peut, sans inconvénient, arroser de temps en temps l'appareil avec de l'eau fraîche chlorurée, surtout en été ; les accidents soit généraux soit locaux sont combattus de la manière la plus énergique, ainsi que nous en avons déjà parlé dans le cours de cet ouvrage.

Avant d'opérer par le second procédé, j'ai soin de dessiner sur l'intumescence la forme et la longueur qu'il convient de donner aux deux lambeaux postérieur et antérieur ; un petit pinceau fait avec de la charpie et de la teinture d'iode suffisent pour atteindre ce but d'une manière complète. Ici l'opération ne diffère qu'en ce qu'elle commence là où elle se termine dans le premier procédé ; ainsi, le

[1] Ou bien la suture enchevillée.

[2] Le malade, étant couché dans son lit, doit garder les cuisses écartées ; un petit coussin, placé au-dessous du périnée, soutient le scrotum, et empêche par son concours que les lèvres de la plaie soient tiraillées.

malade est placé sur une table, comme dans le premier cas, seulement il est couché sur le ventre; deux aides, l'un à droite l'autre à gauche, soulèvent la tumeur. Placé entre les cuisses du malade, je dissèque le flambeau postérieur, en ayant soin de suivre la ligne tracée par la teinture d'iode. Un troisième aide le soutient, soit avec des pinces, soit avec le doigt; ce lambeau terminé, je l'abandonne à lui-même, et après avoir fait retourner le malade je vais à la recherche des cordons spermatiques, à l'aide desquels je parviens à découvrir le testicule; ce lambeau est taillé d'après le tracé fait avec la teinture d'iode. Les autres temps de l'opération ne présentent aucune différence avec ceux que nous avons déjà indiqués en parlant du premier procédé, si ce n'est que le lambeau postérieur est déjà disséqué dans le premier temps de l'opération.

Bien que nous n'ayons rien de particulier à ajouter à ce que nous avons déjà dit, concernant les traitements et les pansements, soit avant soit après l'opération, il est cependant utile de prémunir l'opérateur contre les hémorrhagies, qui dans quelques circonstances peuvent devenir inquiétantes; tandis que dans d'autres cas, au contraire, les hémostatiques, les ligatures, deviennent complètement inutiles. Pour éviter les hémorrhagies consécutives, il convient de ne faire d'abord qu'un pansement provisoire, de placer le malade dans son lit et de ne s'occuper du pansement définitif que quelques heures après, lorsqu'on est convaincu que l'écoulement du sang n'est plus à redouter.

Quelques-unes des observations qui suivent ont été recueillies par mes soins ; d'autres, au contraire, ont été faites par des confrères, et surtout par l'estimable docteur Hamel. En agissant ainsi, j'ai voulu non-seulement prouver que mes opinions sur l'éléphantiasis n'on rien de préconçu, mais encore qu'elles sont le fruit de l'expérience et de l'observation.

OBSERVATIONS

PREMIÈRE OBSERVATION.

Éléphantiasis du scrotum traité, opéré et guéri par M. MESTRE aîné, Chirurgien-major de l'hôpital militaire d'Orléansville, en janvier 1844.

Beni-ben-Hoamed, âgé de 40 ans, fort, lymphatique, natif des Singès, tribu qui habite les bords du Tigraoud [1] au sud de la vallée du Chélif, à trois lieues d'Orléansville, épousa, en 1830, une veuve qui était atteinte de syphilis [2].

Peu après son mariage, il lui survint un écoulement urétral, ainsi que deux ulcères près du frein de la verge. Vers la fin du printemps de 1832, ces accidents disparurent sans traitement; mais au bout de quelques temps il fut atteint d'une éruption pustuleuse qui envahit le système

[1] Le Tigraoud est un torrent qui prend sa source dans les montagnes de l'Ouarenfenis.

[2] La syphilis est très-commune chez les Arabes qui habitent la vallée du Chélif; elle affecte presque toujours la forme chronique.

cutané dans plusieurs points de son étendue. En 1835, à l'époque de la moisson, il voulut, selon la coutume des Arabes, faire des ablutions d'eau froide sur ses organes génitaux, et c'est à cette époque qu'il s'aperçut que son scrotum avait commencé à se tuméfier. Il n'y fit d'abord que peu d'attention. Il eut pendant plusieurs jours de suite des accès de fièvre quotidienne, qui disparurent spontanément, et par la suite il n'éprouva plus qu'un frisson assez fort, qui survenait tous les jours dans l'après-midi et qui avait pour siége les parties génitales ; bientôt après, une chaleur assez vive accompagnée d'une légère douleur venait remplacer ce symptôme. Ordinairement, vers le milieu de la nuit ces accidents cessaient ; le gonflement seul persistait, quelquefois même l'intumescence avait augmenté de volume. Mohamed nous a assuré que presque tous les jours, pendant l'été, les symptômes périodiques dont nous venons de parler se reproduisaient de la même manière ; il n'en était plus de même pendant l'automne et les autres saisons, car alors les accès locaux devenaient plus rares et affectaient une marche tout à fait irrégulière.

Le 12 décembre 1843, Beni-ben-Mohamed entra à l'hôpital d'Orléansville, atteint des symptômes suivants : otorrhée de l'oreille gauche accompagnée de surdité de ce côté [1] ; syphilide papuleuse [2] sur les bras, les cuisses et les jambes ;

---

[1] La surdité et l'otorrhée disparurent par l'effet du traitement général.

[2] Les papules étaient entourées d'une aréole d'un rouge sombre,

le tube digestif jouissait d'une intégrité parfaite ; les viscères abdominaux n'avaient subi aucune modification particulière, seulement la rate était un peu plus volumineuse que dans l'état normal. Les parties génitales se trouvaient entièrement confondues dans une tumeur très-volumineuse, piriforme[1], qui s'était développée aux dépens du scrotum ; la peau qui la recouvrait était dure, sèche et rugueuse, d'un aspect brunâtre, ayant la consistance du derme de l'éléphant ; en avant et au tiers supérieur de cette masse morbide, on apercevait un trou ombiliqué, d'un centimètre de diamètre : c'est par là que s'écoulaient les urines. Au-dessous de ce trou commençait le raphé, qui, au milieu de tant de modifications, n'avait fait que s'allonger, pour se prêter à l'accroissement considérable qu'avaient subi les tissus voisins. A droite et à gauche du raphé on apercevait deux corps très-volumineux, qui conservaient à peu près la forme des testicules. En général, la tumeur était très-dure, insensible même à une forte pression, puisque le malade pouvait s'asseoir dessus sans en éprouver la moindre douleur ; au contraire, il éprouvait une espèce de soulagement lorsqu'il prenait cette position après une course assez longue. Il me fut facile de reconnaître que j'avais affaire à une de ces intumescences éléphantiques désignées par les auteurs sous les

cuivré ; mais ce caractère était bien plus tranché dans les taches qui provenaient d'anciennes pustules cicatrisées.

[1] Sa hauteur était de 38 centimètres et sa largeur de 36.

noms d'*éléphantiasis du scrotum*, d'*hydrocèle du Malabar*,
de *sarcome lardacé*, d'*oschéochalasie*, etc., etc.

Dans la crainte que le succès de l'importante opération
que réclamait cette affection, ne fût troublé par la complication syphilitique dont l'économie de cet indigène se trouvait
infestée, je crus, avant toute autre chose, qu'il était indis-
pensable de le soumettre à un traitement antisyphilitique.
Le 14 décembre, je fis la prescription suivante : Quart,
matin et soir riz au lait et pruneaux, quart de vin ; saignée
de 400 grammes ; tisane sudorifique, sirop sudorifique
60 grammes, potion avec iodure de potassium 1 gramme,
liqueur de Van-Swiéten 10 grammes. Ce traitement et ce
régime furent continués jusqu'au 20 décembre au matin ;
car, vers les deux heures de l'après-midi de ce jour, il survint
au malade un violent accès de fièvre qui ne cessa qu'à dix
heures du soir. Le stade de sueur fut à peine remarqué.
Le 21 au matin, Mohamed était dans un état complet d'a-
pyrexie ; seulement sa langue était blanche, saburrale, son
urine était rouge ; l'intumescence avait augmenté. Prescriptions : Soupe vermicelle, limonade tartrique 3 litres,
sulfate de quinine en solution 1 gramme, frictions le soir
avec la pommade d'iodure de potassium. Dans l'après-midi,
la fièvre survint, mais elle était très-légère et se termina
avant la fin du jour par une sueur très-abondante, symptôme qui était presque inconnu au malade depuis l'invasion
de la maladie. Le 22, le 23 et le 24, la fièvre ne reparut
plus ; seulement la transpiration persista pendant trois jours,
à l'heure de l'accès. Même traitement, même régime.

Le 25, je prescrivis : demie matin et soir; riz au lait et
pruneaux, demie de vin; tisane sudorifique, sirop sudorifique, liqueur de Van Swiéten 10 grammes, potion avec
iodure de potassium 1 gramme; frictions sur l'intumescence avec la pommade d'iodure de potassium.

Depuis cette époque aucun accident ne vint interrompre
le traitement, qui fut continué jusqu'au 19 janvier. Sous
son influence la tumeur s'était ramollie, son volume avait
diminué; le gland, qui était confondu dans la masse morbide, commença à faire saillie au dehors; enfin les syphilides avaient entièrement disparu.

Le 20, on prépara un appareil [1] convenable; comme
dans l'opération de la taille, le malade fut placé sur le bout
d'une table solide, garnie d'un matelas et de drap d'alèze.
Deux aides, l'un à droite l'autre à gauche, soulevaient la
tumeur au-dessous des cuisses et la rapprochaient du périnée; un troisième saisit le gland et l'attira fortement
à gauche, au-dessus du pubis, le long de la ligne blanche.
Placé entre les jambes du malade, je fis une incision longitudinale qui s'étendit depuis 25 millimètres au-dessus de
l'anneau inguinal gauche, jusqu'à 6 centimètres au-dessous, en suivant une direction un peu oblique de dedans

---

[1] Cet appareil était composé de quatre bistouris convexes sur le tranchant, de quatre pinces à ligature, de douze fils cirés, dont deux très-
forts, en cas qu'il fût nécessaire de lier le cordon spermatique; de trois
compresses longuettes, d'un suspensoir, de plumasseaux, d'une compresse fenétrée enduite de styrax.

en dehors [1]. Ce ne fut qu'après avoir donné à cette incision une profondeur de 6 centimètres, qu'il me fut possible de mettre à nu le cordon spermatique, et, en le
suivant de haut en bas, d'arriver sans difficulté à isoler le
testicule. Une petite quantité de sérosité était épanchée
entre les feuillets pariétal et viscéral de cet organe ; elle
fut évacuée. La glande spermatique étant dans l'état normal, fut confiée à un aide ; ensuite je pratiquai une incision
semblable à celle du côté opposé, sur le trajet du cordon
spermatique gauche ; après l'avoir mis à nu, il me servit
de guide pour mettre sans danger le testicule correspondant
à découvert, et l'isoler du tissu anormal dont il était envi-
ronné. Après avoir reconnu son intégrité, ainsi que celle de
la membrane vaginale, je l'enveloppai comme le précédent
dans un linge mouillé, et il fut confié à un aide. Je réunis
par une incision semi-elliptique l'extrémité inférieure des
deux incisions latérales, et j'obtins un lambeau antérieur
de 15 centimètres de long, ayant un diamètre de 12 centimètres dans sa plus grande largeur, ressemblant à un petit
tablier arrondi vers le bas ; j'enlevai ensuite avec le plus
grand soin le tissu anormal qui adhérait à sa face postérieure, en agissant comme lorsqu'on enlève du lard d'une
couenne. Je poursuivis de la même manière avec un bistouri le tissu anormal, jusqu'au fond d'un *infundibulum*

---

[1] En bas seulement, afin de donner plus de largeur au lambeau inférieurement.

qui correspondait au frein de la verge et au bord libre du
prépuce; ici le tissu éléphantiasique fut facile à enlever,
car il n'était uni aux corps caverneux que par quelques
fibres celluleuses peu résistantes [1] ; le lambeau antérieur
se trouva ainsi aminci, au point qu'il ne présentait qu'environ 25 millimètres d'épaisseur. Cela fait, j'enlevai à grands
coups de bistouri la tumeur ; seulement je conservai à la
partie postérieure du scrotum un lambeau absolument semblable à l'antérieur ; après l'avoir aminci comme le précédent, je détachai avec soin une masse considérable de
pseudo-membranes [2] qui occupaient la région périnéale, et
qui se trouvaient flottantes au milieu d'une vacuole remplie
d'un liquide incolore ; six artères assez volumineuses furent
liées. Je pratiquai trois scarifications longitudinales à la
face interne des deux lambeaux ; et après avoir assigné à
chaque testicule la place qu'il devait occuper dans ce nouveau scrotum, je réunis la plaie par première intention,
en laissant seulement une petite ouverture à la partie infé-

[1] Ce qui est digne de remarque, c'est que la verge s'est trouvée ainsi
débarrassée sans que j'aie été obligé de fendre son enveloppe tégumentaire. En effet, en refoulant le gland, comme dans l'opération du phi-
mosis, la peau du prépuce fut retournée comme celle d'une anguille.
Cependant, ce ne fut qu'après une dissection minutieuse que je parvins
à obtenir ce résultat.

[2] Elles ressemblaient à de grosses bulles membraneuses disposées en
circonvolutions ; elles étaient d'un blanc nacré, gélatineuses, faciles à
déchirer, renfermant un liquide incolore, et nageant elles-mêmes dans
de la sérosité qui était contenue dans la vacuole dont nous avons
déjà parlé. N'étaient-ce pas des hydatides?

rieure, afin de ménager au pus et à la sanie une issue facile. Les lèvres de la plaie furent maintenues en rapport, comme dans le bec-de-lièvre, à l'aide de six aiguilles droites, trois de chaque côté ; des bandelettes de diachylon furent placées dans les intervalles ; une compresse fenêtrée enduite de styrax, trois plumasseaux de charpie, trois compresses, un suspensoir, complétèrent le pansement ; on imbiba de temps en temps, pendant quatre jours, l'appareil avec de l'eau fraîche chlorurée ; le malade fut tenu à l'usage du bouillon, de la limonade et de 1 gramme de sulfate de quinine [1].

Le 24, on pansa le malade. Toute la partie supérieure de la plaie était presque cicatrisée ; cependant la suppuration était très-abondante intérieurement. Quart, côtelette, riz au lait, quart de vin, limonade gommée, décoction de quinquina édulcorée 120 grammes.

Le 30, la plaie était dans l'état le plus satisfaisant, seulement le scrotum était un peu œdématié ; on le pansa avec des compresses trempées dans le vin aromatique. Le malade mangea la demie et continua à faire usage de l'iodure de potassium à la dose de 1 gramme. Le 15 février, la plaie était entièrement cicatrisée ; mais l'œdème des bourses persistait, la circulation n'était pas entièrement

---

[1] Il y a plus de dix ans que j'emploie en Afrique, avec le plus grand succès, le sulfate de quinine dans le traitement des plaies d'armes à feu et des plaies graves. Tous les sous-aides qui ont servi sous mes ordres ont été témoins des bons résultats que j'ai obtenus par cette médication.

rétablie dans ce nouveau scrotum. Les lotions avec le vin aromatique furent continuées jusqu'au 25 février, époque à laquelle le malade voulut sortir de l'hôpital.

A dater de ce jour, Mohamed ne cessa pas de jouir de la meilleure santé. Le 15 avril, il partit pour Alger et fit une route de quarante-cinq lieues, tantôt à pied, tantôt à cheval sur une vache. De retour de ce voyage, il s'engagea aux spahis d'Orléansville, où il fit un service des plus actifs. Il reprit sa femme, qu'il avait abandonnée depuis longtemps, et ses organes génitaux fonctionnèrent sans le moindre dérangement, quoique ayant été pendant près de quatorze ans le siége d'une intumescence éléphantique des plus considérables.

La tumeur de Beni-ben-Mohamed, dont nous venons de rapporter l'observation, en tenant compte de la perte de sang, de la sérosité, des pseudo-membranes et du tissu éléphantique qui en fut séparé pendant l'opération, pesait 25 kilogr. 300 gram.

M. Polor, chirurgien sous-aide, chargé de recueillir l'observation qui fut adressée dans le temps à M. Guyon, ne tint compte que du poids que présentait la tumeur le lendemain de l'opération, et qui s'était réduit à 14 kilog. 250 gram.

La peau, d'un brun foncé, était dure, sèche, comme du cuir neuf; le tissu sous-jacent était d'un blanc nacré, il avait l'aspect d'un corps calleux, et sa consistance pouvait

être comparée à celle de la couenne qui a été desséchée[1].
Vu au microscope de Raspail, ce tissu présentait des groupes nombreux de globules décolorés et, de loin en loin, des
vaisseaux sanguins ; dans d'autres points, de petites masses
blanches, homogènes, ressemblant à de la graisse. Après
huit mois de macération dans l'alcool, le tissu de la tumeur
avait conservé son aspect nacré ; sa consistance était toujours très-grande ; il paraissait composé de fibres très-ser-
rées qui s'entrecroisaient en divers sens. En coupant la
tumeur transversalement, on voyait qu'elle était formée de
couches membraneuses plus ou moins épaisses, superposées
les unes aux autres, comme on le remarque dans la bette-
rave ou dans les planches de sapin. Les couches extrêmes
étaient beaucoup plus minces que celles du centre, mais
elles étaient bien plus dures. Ces membranes étaient tellement unies entre elles, que l'on éprouvait beaucoup de difficulté pour les séparer ; les plus rapprochées de la peau
présentaient dans quelques points des traces de déchirures dont l'écartement était quelquefois assez considérable.
Une matière plastique[2] peu résistante en unissait les
bords. J'ai rencontré une de ces déchirures dans le côté
droit de la tumeur ; les trois ou quatre couches les plus
externes paraissaient s'être déchirées depuis peu, puisque

[1] Pendant l'opération, j'ai mis hors de service quatre bistouris.
[2] C'était sans doute dans l'écartement que laissaient les bords des
membranes déchirées que se formaient les vacuoles.

la matière plastique épanchée entre les bords de la déchirure était encore gélatineuse.

Mis sur les charbons ardents, le tissu éléphantique perdait de son élasticité, et il se laissait facilement déchirer, en donnant l'odeur du cuir brûlé ; il se raccornissait comme ce dernier. Par la pression, il laissait écouler un liquide incolore limpide.

Nota. — J'ai reçu, le 26 juillet 1848, des nouvelles de Mohamed ; il jouissait de la santé la plus parfaite, et son scrotum ne présentait aucune modification qui annonçât le retour de l'affection éléphantique.

OBSERVATION II.

Éléphantiasis du scrotum, traité, opéré et guéri par les soins de M. MESTRE, Chirurgien-major ;

(Recueillie par M. MARTINACHE, Chirurgien sous-aide à l'hôpital militaire d'Orléansville.)

Sala-ben-Guenine, Arabe nomade, âgé de 12 ans, lymphatique, habitant depuis sa naissance la vallée du Chélif, dans cette partie qui limite au nord la plaine que ce fleuve arrose, et dont le terrain est formé d'alluvions modernes. Le jeune Arabe exerçait depuis son enfance la profession de berger ; il était orphelin depuis longtemps. Il nous a été assuré par son oncle que son père et sa mère étaient morts n'ayant jamais été atteints de syphilis. (Nous ne devons pas ajouter une entière confiance à cette attestation, vu que les Arabes en général éprouvent une certaine répugnance à dire la vérité, lorsqu'ils sont appelés à avouer qu'eux ou quelqu'un des leurs sont ou ont été atteints de maladies honteuses.)

Le 25 mars 1844, Sala entra à l'hôpital militaire d'Orléansville, dans la division des blessés arabes. Sa constitution détériorée annonçait un état maladif général ; son facies indiquait qu'il avait été longtemps et souvent atteint de fièvres intermittentes , lesquelles sont endémiques dans la vallée du Chélif ; ses viscères abdominaux étaient hypertrophiés ; le scrotum avait, du côté droit, un volume considérable, il était insensible même à une forte pression. Il formait une tumeur ayant la forme d'une poire , qui pendait entre les deux cuisses, suivant l'axe du corps ; son diamètre antéro-postérieur était de 8 centimètres sur 12 centimètres de haut en bas ; le cordon spermatique était très-volumineux , résistant, offrant de nombreuses nodosités qui semblaient le suivre dans la cavité abdominale ; la peau du scrotum était lisse, érythémateuse, conservant malgré cela ses caractères ; deux veines variqueuses serpentaient à sa partie moyenne. A la partie inférieure de l'intumescence existaient deux ulcérations circulaires de 4 centimètres de diamètre , à bords violacés, ayant un fond pulpeux , d'un blanc grisâtre , insensible. Les veines variqueuses étaient plus volumineuses en bas et semblaient, en s'anastomosant, cerner circulairement les deux ulcérations qui, d'après le dire de Sala, avaient été provoquées par l'application d'un topique irritant, prescrit par un médicastre arabe, mais dont la composition et la nature lui

étaient inconnues. Le malade n'éprouvait aucune douleur,
il était seulement gêné par le volume et le poids de la tumeur; à peine se souvenait-il d'avoir ressenti dans cette
dernière quelques douleurs lancinantes; il se promenait
sans suspensoir et courait sans précautions, comme s'il
n'avait eu aucune infirmité; le testicule gauche était appliqué contre l'anneau par une forte contraction du crémaster.

M. Mestre, après avoir examiné la tumeur, reconnut
qu'indépendamment de l'affection éléphantique du scrotum,
le cordon spermatique droit avait acquis un volume considérable et présentait plusieurs grosses nodosités tubercu-
leuses, que le testicule lui-même était tuberculeux et très-
volumineux. Sala fut plusieurs jours à se décider à l'opération. Pendant ce temps, il fut souvent visité par son oncle.
On le soumit pendant cinq jours à l'usage du sulfate de quinine, afin de combattre la fièvre dont il était affecté. Nous
crûmes nous apercevoir que le soir, après l'accès, la partie
malade acquérait un volume plus considérable. Enfin, le
30 mars, à onze heures du matin, après avoir fait disposer
le malade sur un lit solide et garni d'alèzes, M. Mestre,
placé entre ses jambes, la main gauche armée d'un bistouri
convexe, pratiqua une incision sur le trajet du cordon spermatique droit, le disséqua, l'isola, et en fit la ligature en
masse avec un fil de cordonnier. Deux grandes incisions
semi-elliptiques circonscrivirent la tumeur à son sommet;
les tissus anormaux furent soigneusement séparés de la
peau. Une syncope survint; quelques cuillerées d'une potion

confortante suffirent pour la faire cesser. On apercevait à la partie inférieure de la tumeur une masse de pseudo-membranes qui nageaient dans un liquide séreux, incolore, dont l'organisation était moins avancée à mesure que l'on se rapprochait du centre. M. Mestre coupa le cordon au-dessous de la ligature, nettoya la plaie avec de l'eau froide ; un écoulement sanguin assez abondant eut lieu. Il lia quatre artères assez volumineuses, et il ne fit le pansement que lorsqu'il fut convaincu que l'hémorrhagie n'était plus à redouter. Il réunit la plaie à l'aide de bandelettes de diachylon ; une compresse enduite de styrax, deux plumasseaux de charpie, une petite compresse, un suspensoir convenablement appliqué, complétèrent l'appareil.

Le malade fut ensuite transporté dans son lit ; on lui fit la prescription suivante : bouillon ; limonade tartrique 2 litres, sulfate de quinine 6 décigrammes[1].

Le 31, le malade avait passé une bonne nuit. On avait fait constamment, depuis la veille, des irrigations d'eau froide sur la partie. Prescriptions : soupe ; limonade gommée 3 litres, sulfate de quinine 6 décigrammes, une potion opiacée.

Le 1er avril, Sala était dans l'état le plus satisfaisant. Même traitement, même régime que la veille.

[1] Depuis quinze mois que je suis à Orléansville, j'ai très-souvent vu employer le sulfate par M. Mestre dans le traitement des plaies graves, soit pour prévenir, soit pour combattre la fièvre traumatique. J'ai été plusieurs fois à même de constater les bons effets de cette médication.

Le 4 , le malade allait bien, il demandait à manger ;
sa plaie fut pansée avec la décoction de quinquina. Prescriptions : quart, côtelette, riz au lait, quart de vin ;
limonade gommée, potion avec l'iodure de potassium à
2 grammes, décoction de quinquina édulcorée 60 gr.

Ce traitement et ce régime furent continués jusqu'au
16 avril, époque à laquelle on trouva la ligature du cordon
spermatique détachée, ainsi que celle des artères. La plaie
était presque cicatrisée, elle fut pansée avec des compresses
trempées dans le vin aromatique. Le régime alimentaire
du malade fut augmenté et porté à la demie. Enfin, le 30
avril, Sala sortit de l'hôpital entièrement guéri, conservant
toujours cet engorgement des viscères abdominaux dont il
était affecté depuis son enfance. Un grand nombre d'Arabes,
parmi ceux qui ont été traités à l'hôpital militaire d'Orléansville, offraient le même état, sans que les fonctions digestives parussent en éprouver le même dérangement.

La tumeur de Sala pesait, après son ablation, 4 kilogrammes 210 grammes, sans compter les liquides qui s'é-
taient écoulés pendant l'opération. Elle était formée dans
ses deux tiers externes d'un tissu lardacé, et pour l'autre
tiers elle était composée de pseudo-membranes contenues
dans une vacuole située au milieu de la tumeur, et nageant
dans un liquide séreux, incolore. Le testicule était très-
volumineux et présentait à la partie inférieure deux tubercules ramollis.

Sala est venu nous voir plusieurs fois ; il jouissait d'une

parfaite santé, et avait seulement un peu maigri ; son ventre avait diminué de volume. Je ne l'ai plus revu depuis le 20 novembre 1844.

Éléphantiasis des Arabes au scrotum. — Ablation de la tumeur. — Guérison.

(Recueillie par M. le Docteur CHEYLAN.)

Brahim-ben-Ali, indigène de la tribu des Oulad-D'hann, pays de Soukaras, 46 ans. Constitution moyenne, tempérament lymphatique.

Commémoratifs.— Il y a deux ou trois ans, cet homme fut affecté de chancres à la verge ; il les traita comme une plaie simple ; la cicatrisation eut lieu après un mois de traitement.

Quelques jours s'écoulèrent, et il survint aux bourses une tuméfaction rouge et douloureuse, et un accès de fièvre complet se déclara avec ses trois périodes bien marquées et bien distinctes, accès qui se reproduisit chaque jour durant un demi-mois.

Ces phénomènes fébriles s'évanouirent alors, les caractères inflammatoires de la tumeur cédèrent, et la tuméfaction persista indolente et froide.

Deux ou trois mois séparèrent cette première invasion de la seconde, qui semble avoir reproduit exactement les mêmes symptômes : fièvre quotidienne dix ou quinze jours, inflammation et accroissement de la tumeur, refroidissement et persistance de la tuméfaction.

Ainsi établie, la marche de l'éléphantiasis n'a point varié, les époques d'invasion ont gardé la même distance, et la force des accès s'est maintenue à peu près égale.

Cependant Brahim, dans les intervalles apyrétiques, conservait cet appétit insatiable que ni les douleurs de l'amputation ni le travail suppuratif n'ont pu diminuer. Il se livrait facilement à l'exercice de la marche et de l'équitation.

Des renseignements recueillis sur sa famille, il résulte que son oncle, le frère de son père, a été seul atteint d'éléphantiasis, que cet éléphantiasis occupait le même siége et qu'il n'a pas été traité.

Deux ou trois mois se sont écoulés depuis la dernière invasion ; la tumeur avait déja acquis un volume considérable ; l'inflammation nouvelle suscita une réaction vive. Un médecin arabe scarifia le scrotum, et sur la plaie appliqua une substance dont la nature nous est demeurée secrète.

Ces scarifications sont devenues enflammées, douloureuses, ulcéreuses, et le malade s'est fait transporter à l'hôpital, où l'on observe les phénomènes suivants :

EXAMEN DU MALADE.

1º Face pâle, cancéreuse ; physionomie inquiète, pouls serré assez rapide, station pénible, marche difficile.

2º Hypertrophie scrotale volumineuse, présentant la forme d'une gourde aplatie d'avant en arrière, et dans sa circonférence plus épaisse inférieurement qu'aux parties latérales.

Circonférence de la tumeur 0ᵐ,65 ; hauteur 0ᵐ,25.

A 6 centimètres au-dessous de la base de la verge, commence sur la face antérieure du scrotum, un large ulcère losangique, à bords frangés, dont le plus grand diamètre est transversal.

18 centimètres pour ce diamètre et 9 centimètres pour l'autre, nous donnent approximativement la surface de la plaie que les scarifications ont laissée.

Le frein de la verge et la verge elle-même participent de l'hypertrophie ; cette dernière partie se perd et s'enfonce dans le scrotum jusqu'à la naissance du gland.

La peau est, à l'entour de ces organes, noire comme celle des Nègres, et des rides profondes la sillonnent dans tous les sens.

AVANT L'OPÉRATION.

Un régime lacté peu abondant, des boissons rafraîchissantes, un repos absolu et des topiques émollients ont, du 29 au 31 janvier 1845, calmé l'inquiétude, les souffrances locales et les douleurs lombaires que le poids de la tumeur avait excitées durant le voyage.

Alors, pour satisfaire une faim déréglée autant que pour réparer un organisme délabré, les trois quarts de pain, de viande et de vin ont été prescrits jusqu'au 2 mars.

M. le chirurgien-major Mestre avait résolu l'ablation de

l'éléphantiasis; mais considérant qu'opérer avant d'avoir sanifié ces chairs lentement affaiblies et désorganisées, c'était rejeter une chance de succès, il a administré chaque jour une potion iodée à 10 gouttes jusqu'au 17 février, à 16 du 17 au 23, du 23 au 28 à 20 gouttes, tandis qu'on pansait l'ulcère avec la pommade d'iodure de potassium.

Cette période n'offre aucun fait à mentionner, si ce n'est, depuis le 7, dans les articulations principales, des douleurs qu'en attendant l'opération on pallie avec des liniments volatils camphrés.

Le 1er mars, la tumeur n'a point diminué, elle paraît s'accroître; l'ulcère creuse et s'élargit, les souffrances locales s'aiguisent et l'impatience du malade les exagère.

Brahim ne comprend point ces lenteurs qui doivent assurer le succès; il se rappelle sa tribu, sa famille, et demande avec instance que l'opération soit pratiquée sans délai.

C'est, en effet, l'époque choisie par M. le chirurgien en chef; la teinte de la face, la force et la régularité du pouls révèlent des conditions favorables.

AMPUTATION.

Le 3 mars, à neuf heures du matin, en présence de plusieurs chirurgiens civils et militaires, M. Mestre procède à cette opération.

Le malade est à demi couché sur une table, les cuisses pendantes, la tumeur débordant cette espèce de lit; un aide la soutient. Armé d'un bistouri fort et bien trempé, l'opérateur en plonge la pointe au niveau et à droite de la verge, à sa base, et décrit sur le trajet du cordon une incision de 3 pouces, légèrement oblique de haut en bas et de dehors en dedans. De là, revenant au point de départ, la lame, dirigée avec prudence, creuse la tumeur d'avant en arrière et, traversant avec effort un tissu nacré, dense, élastique, résistant, parvient jusqu'au cordon, adhérent aux tissus voisins, et pour ainsi dire confondu avec eux. Ce cordon est disséqué, circonscrit, et ayant été isolé dans sa circonférence et son étendue, il guide l'opérateur jusqu'au testicule droit.

Ici l'adhérence est telle, l'aspect de toutes ces parties si homogène, que la connaissance de la position est la seule lumière. Aussi faut-il au sein de ces produits lardacés tailler une forme de testicule, et de cette masse nouvelle, qui a été séparée de la première, exciser feuillet par feuillet, couche par couche, les enveloppes de formation morbide.

Entouré d'un linge, le testicule est ramené sur l'hypogastre, où un aide le maintient.

Abandonnant alors cette première incision, M. Mestre en pratique une semblable à gauche, pour découvrir l'autre testicule; mais celui-ci n'est lié à la masse que par sa face externe, les autres points sont libres ainsi que le cordon.

Une section transversale suivant le bord de l'ulcère réunit les deux premières incisions, et détermina ainsi un lambeau antérieur.

Mais ce lambeau est trop court; et si cette insuffisance

est constituée par une coupe plus ample du tablier postérieur, il n'en est pas moins vrai qu'elle doit retarder la
marche de la cicatrisation.

L'opérateur, après avoir taillé ces lambeaux, leur enlève
par tranches épaisses et multipliées cette matière éléphantique qui revêt leur face interne, et contre laquelle les
instruments les plus forts s'émoussent. Le derme n'est
pas encore parfaitement libre, car il se confond avec le
reste de la tumeur ; mais la suppuration éliminera ce que
le couteau n'a pu enlever. La peau, saine dans toute son
étendue, promet une réunion facile.

PANSEMENT.

Maintenus par quelques points de suture, les lambeaux
s'appliquent autour des testicules, que le travail morbide a
respectés et que l'on a rétablis dans leur position normale,
et vers la partie déclive la plaie reste béante, pour que le
pus trouve une issue facile.

Bandelettes de diachylon, linge cératé, charpie, écharpe
fixée sur les hanches par deux angles, tandis que l'angle
inférieur passe sous les fesses, appuie sur le pansement,
le maintient, suspend les bourses et vient se réunir à la
ceinture : tels sont les moyens de pansement.

Si grave et si douloureuse en apparence, cette excision
n'a guère provoqué de souffrances. Pour alimenter cette
vie pathologique, de nombreux rameaux artériels s'étaient

développés dans la tumeur, et l'on pouvait craindre d'abondantes hémorrhagies ; mais la force élastique des tissus voisins, jointe à la rétractilité extrême de ces vaisseaux anormaux, a suffi à l'hémostatique. Revenu de son émotion, l'opéré éprouve un bien-être satisfaisant et mange avec plaisir une soupe au lait, tandis que nous examinons la tumeur.

ANATOMIE PATHOLOGIQUE.

Elle nous présente : 1º un poids de 6 kilogrammes ; 2º un tissu homogène (la démarcation des couches n'étant pas visible à l'œil nu) ; tissu nacré, lardacé, résistant au tranchant, plus résistant à la traction, et d'une densité croissante de la circonférence au centre ; 3º les artères scrotales multipliées, hypertrophiées, très-rétractiles ; 4º enfin, aucune trace ni de nerfs ni de veines.

TRAVAIL DE CICATRISATION.

Le 3 mars au soir, une hémorrhagie capillaire a seule taché l'appareil, une céphalalgie peu intense, un pouls ni trop plein ni trop rapide indiquent une réaction modérée.

Aux approches de la nuit, un paroxysme léger précédé de frissons se déclare ; 1 gramme de sulfate de quinine administré le 4, le combattent avec avantage et le font céder rapidement, mais par précaution cette médication est continuée jusqu'au 10. Le 5 au matin, le blessé est très-calme, l'appétit se réveille, et la prescription : quart de pain, soupe au lait, œuf frit, nous conduit au 11 mars.

Cependant la plaie est découverte, une suppuration fétide abondante a baigné l'appareil, les draps de lit, détaché les bandelettes et entraîné un point de suture aux parties déclives. Le scrotum est enflammé et tuméfié. Un pansement semblable au premier remplace celui-ci.

L'inflammation locale ne réveille plus de sympathies ; elle tombe et la tumeur s'affaisse. Cette amélioration est notable le 12. La cicatrisation se fait déjà aux incisions verticales. Du 11 au 31, le régime varie, suivant le caprice du malade, entre le quart et la demie. La plaie est pansée tous les quatre jours. La suppuration tarit, les chairs se couvrent de bourgeons ; la cicatrisation, lente d'abord, gagne rapidement la courbe inférieure, et n'y laisse qu'une ouverture étroite qui permet à un pus rare de s'écouler, et à nous de voir les adhérences que les testicules contractent avec le scrotum.

Cependant, M. Mestre n'a point oublié que la syphilis a précédé. Dès le 17 mars, les conditions étant favorables, un traitement antivénérien a été commencé : salsepareille, une pilule de proto-iodure de mercure jusqu'au 20. Du 20 au 30, deux pilules, et trois depuis cette époque. Au 9 avril, le scrotum est réduit à son volume normal ; la réunion, parfaite dans tous les points, ne s'interrompt que l'espace d'un pouce inférieurement, et le 16 avril, enfin, la cicatrisation étant parfaite et solide, permet à Brahim de regagner sa tribu.

OBSERVATION IV.

Éléphantiasis au bras, occasionné par la compression des vaisseaux axillaires.

Dumas, âgé de 25 ans, ex-chasseur à pied, tempérament bilieux, est affecté depuis plus d'un an d'une tuméfaction considérable de tout le membre supérieur gauche. Cette intumescence, survenue sans cause appréciable (le sujet n'a jamais eu de maladie syphilitique), offre tous les caractères physiques de l'éléphantiasis des Arabes. La peau toutefois ne présente aucune modification de texture, et le tissu cellulaire induré est légèrement douloureux à une forte pression. A plusieurs reprises, Dumas a été pris d'accès de fièvre qui ont contribué à augmenter le gonflement du membre. Les vaisseaux lymphatiques sont durs, et une douleur assez vive se manifeste sur leur trajet.

Le membre est deux fois plus gros que son congénère, aujourd'hui 13 janvier 1844, jour de l'entrée de Dumas dans nos salles, à l'hôpital militaire d'Orléansville.

Nous commençons le traitement par une saignée de 500 grammes, des résolutifs et un bandage compressif sur la surface du membre. Il est continué sans amélioration aucune jusqu'au 20 mars.

Des bains aromatiques, l'iodure de potassium *intus et extra,* un vésicatoire à la partie moyenne du bras, sont successivement employés sans plus de succès.

Nous reconnaissons enfin que toutes nos tentatives sont

inutiles, et que le malade établit pendant la nuit une compression sur les vaisseaux axillaires. Le remède était trouvé: il ne s'agissait plus, pour guérir l'engorgement, que de faire cesser cette compression.

Nous envoyons Dumas en prison; il en sort quinze jours après, jouissant d'une santé parfaite et le bras dans l'état normal.

Cette observation est surtout intéressante au point de vue de la simulation. Elle est un exemple de plus de la variété de moyens qu'emploient les soldats pour arriver à une réforme ou à un renvoi temporaire dans leurs foyers, et de la perspicacité nécessaire au médecin pour les déjouer dans leurs coupables manœuvres.

OBSERVATION V.
Éléphantiasis des Arabes.

Osman-ben-Kalifa, tunisien, âgé de 33 ans, d'une bonne constitution, d'un tempérament lymphatique, présente à la jambe gauche un gonflement considérable accompagné d'induration.

Nous n'avons à noter dans les causes de la maladie que nous allons décrire, aucune influence héréditaire, ni l'atteinte antérieure d'une affection syphilitique ou dartreuse.

Osman avait subi à plusieurs reprises l'influence prolongée de la fièvre paludéenne, lorsqu'il y a trois ans les

extrémités inférieures devinrent le siége d'un œdème considérable.

Le membre droit revint bientôt au volume normal, tandis
que le membre gauche continua à grossir; le tissu cellulaire
sous-cutané s'indurait, la peau était couverte de rides et
donnait lieu à de vives démangeaisons.

Enfin, les articulations exécutant avec beaucoup de peine
les plus légers mouvements, le sujet se décida à entrer dans
nos salles.

Il est soumis à notre examen le 28 janvier 1846. L'état
général est très-satisfaisant, le membre gauche a deux fois
le volume de son congénère; la peau est dure, chagrinée,
inextensible, d'un aspect terreux et adhérente aux tissus
sous-jacents. Lisse vers les genoux, elle devient de plus en
plus rugueuse vers les dernières parties du membre.

Le tissu cellulaire sous-cutané est notablement épaissi;
il paraît avoir acquis la consistance d'un tissu lardacé.

Nulle part la compression n'est douloureuse.

A la raideur des articles malades, on doit ajouter le
poids énorme de la jambe, pour comprendre combien la
locomotion est pénible.

TRAITEMENT.

La jambe, préalablement rasée, est étendue sur un
coussin qui l'élève au-dessus du corps.

Des frictions résolutives avec la pommade d'iodure de

potassium, des topiques émollients, des tisanes sudorifiques constituent le traitement pendant quelques jours.

Le 4 février, le malade est soumis à un bain de vapeur et à un massage vigoureux sur les parties tuméfiées. Nous faisons ensuite sur la jambe affectée trois incisions elliptiques, profondes de trois centimètres et longues de dix environ.

Au sang qui s'écoule d'abord, succède une sérosité roussâtre.

On empêche la réunion des plaies en introduisant dans chacune d'elles une mèche enduite de styrax.

On continue à frictionner le membre avec une pommade contenant de l'iodure de potassium.

A partir du 4 février, le volume de la jambe diminue progressivement. Le 14, nous ne trouvons que trois centimètres de différence entre la circonférence de l'une et de l'autre extrémité.

La rudesse et la dureté de la peau se modifient et s'effacent peu à peu, les articulations deviennent beaucoup plus mobiles, et le mieux s'affermissant de plus en plus, nous laissons Osman rentrer dans sa tribu, le 26 mars. La jambe gauche est presque revenue à son volume normal, après deux mois de notre traitement.

OBSERVATION VI.

Éléphantiasis des membres inférieurs.

Moïse Baighi, israélite, natif de Tunis, âgé de 36 ans, jouit d'une santé robuste et d'un embonpoint passablement remarquable ; c'est assez dire que la maladie pour laquelle il vient réclamer nos soins, et que nous allons décrire, n'a pas eu de mauvaise influence sur son état général.

Elle est constituée par un gonflement considérable des deux membres inférieurs. Les cuisses mesurent 70 centimètres de circonférence, et les jambes 50 centimètres. La peau conserve son aspect normal ; elle ne présente pas cette induration que l'on remarque chez les éléphantiques avancés. Le tissu cellulo-adipeux est, au contraire, hypertrophié et induré de loin en loin ; les ganglions n'ont acquis nulle part un volume anormal. Aucune douleur ne se fait sentir ; et n'étaient la gêne des mouvements et la roideur des articulations fémoro-tibiales, Moïse aurait pris son mal en patience. Les deux genoux sont le siége d'une arthrite. Les urines déposent au fond du vase un sédiment briqueté.

Nous trouvons à noter dans les antécédents du malade de nombreux accès de fièvre intermittente. Or, un jour qu'il était pris de fièvre, il eut l'idée, pour se guérir, de prendre un bain dans un marais. Des sangsues ne tardèrent pas à s'attacher en grand nombre à tout son corps. C'est à cette époque qu'il fait remonter l'invasion de sa maladie.

Ces deux causes peuvent être invoquées : le bain froid dans un marais, les sangsues. La première nous semble devoir être surtout prise en considération.

Du 2 septembre 1845 jusqu'au 20 septembre, nous employons successivement une saignée de 500 grammes, des boissons nitrées, 80 sangsues sur les articulations malades, des bains de vapeur avec le vinaigre aromatique. Nous réussissons ainsi à améliorer légèrement, mais non à guérir la maladie.

OBSERVATION VII.

Hamed-ben-Bilkassem, kabyle, âgé de 45 ans, fut atteint il y a environ quatorze mois de fièvre intermittente affectant le type tierce ; elle s'accompagnait d'une chaleur ardente, de céphalalgie, de vomissements bilieux, et se terminait par une sueur excessivement abondante. A la suite de ces accès, qui disparurent sans traitement, la jambe gauche devint rouge et prit un volume considérable ; en même temps une vive douleur commença à se faire sentir sur le trajet du nerf sciatique.

Entré le 24 avril 1845 à l'hôpital de Guelma, Hamed est immédiatement soumis à notre examen. La douleur sciatique n'a rien perdu de son intensité ; la jambe gauche mesure 50 centimètres de circonférence, la jambe droite 23 ; la peau a conservé son aspect normal ; le tissu cellulaire est induré, les mouvements du genou difficiles ; l'état général n'a subi aucune modification.

Nous prescrivons une saignée de 400 grammes, une
potion d'iodure de potassium à 2 grammes, un liniment
camphré opiacé. Le sérum de la saignée présente la consistance de la colle, la matière colorante du sang a un
aspect rouge sale.

Le 1er mai, aucune amélioration n'étant survenue, je
pratique une incision profonde à la partie postérieure de la
jambe. La quantité de sang qui s'écoule est telle, par suite
de la dilatation des vaisseaux, que je suis obligé de tam-
ponner. Par cette incision, je puis constater que la couche
cellulaire a 4 centimètres d'épaisseur et ressemble à une
substance lardacée. Le 2, la jambe a diminué considérablement de volume, la peau est flasque dans les environs
de l'incision ; mais le malade se trouve plongé dans un
coma profond, le pouls est fréquent, la peau recouverte
d'un peu de sueur. Cet état se manifesta vers deux heures
du matin par des frissons, lesquels furent suivis de délire,
et enfin du coma dans lequel nous trouvons le malade
plongé. Des sinapismes sont immédiatement appliqués,
1 gramme de sulfate de quinine administré [1], et vers midi
l'apyrexie est complète.

Le 2, la fièvre n'a pas reparu ; le malade est mis à son

[1] A cette époque, je ne donnais le sulfate de quinine qu'une seule fois
par jour. Cette observation nous présente deux particularités remarquables : le développement d'accidents fébriles graves, et une augmentation de volume du membre après chaque incision.

La résorption des fluides viciés par le contact de l'air est à coup sûr

régime primitif (sudorifiques, iodure de potassium, quart).
Nous pouvons constater que depuis cet accès la jambe a
augmenté d'un centimètre.

Le 6, un vésicatoire est appliqué sur le trajet du nerf
sciatique et pansé, le 8, avec l'acétate de morphine et le
sulfate de quinine.

Le 9, une nouvelle incision est pratiquée sur la partie
externe de la jambe; elle donne lieu, comme la première,
à un écoulement de sang fort abondant, qui toutefois s'ar-
rête de lui-même. Le soir survient un accès de fièvre plus
violent que le premier, qui me force à administrer pendant
deux jours l'antipériodique. A la suite de cet accès, la
jambe a encore augmenté de 2 centimètres.

Le 16, une incision est réclamée par le malade, qui en
éprouve chaque fois un grand soulagement : un accès plus
violent que les deux premiers et une augmentation de volume de 2 centimètres, en sont la conséquence. De guerre
lasse, je propose l'amputation. Hamed refuse; il sort de
l'hôpital et va mourir dans sa tribu.

OBSERVATION VIII.

Mohammed-ben-Mehemmed, tunisien, âgé de 37 ans,
est fort et de haute stature. Jusqu'en 1849, il exerça dans
son pays la profession de ferblantier; il est depuis cette

la cause des premiers; le sulfate de quinine s'offre alors comme seul
remède à leur opposer. Ce remède est héroïque; on devra toujours y
recourir, sous peine de voir périr les malades.

époque employé comme garçon de peine, dans une mi-
noterie à Bône.

Il reçut, il y a vingt ans, un coup de pied de cheval
sur les bourses ; ce coup fut la cause occasionnelle d'une
tumeur éléphantique qui s'est accrue lentement, et pesait
au moment de son ablation 5 kilogrammes. Le développement de la tumeur avait lieu surtout à la suite d'accès de
fièvre dont le type n'a pu être déterminé. Chaque accès
était signalé en outre par la formation d'un abcès à la
partie inférieure du scrotum, lequel abcès crevait spontanément et donnait issue à une certaine quantité de pus.

Des atteintes de fièvre intermittente, une chaude-pisse
vers l'âge de 15 ans, sont les seules particularités que nous
trouvions à noter dans les antécédents du malade.

Opéré il y a cinq ans (1855), il est resté cinquante-trois
jours à l'hôpital.

Aujourd'hui 12 octobre 1857, les bourses ressemblent
à des bourses normales ; la peau est souple, rétractile,
couverte de poils ; la cicatrice se voit sous forme de ligne
marchant de la partie interne de la cuisse d'un côté, à celle
du côté opposé. Les testicules sont sains, indolores, bien
développés. Les facultés génériques sont restées depuis
l'opération ce qu'elles étaient auparavant : elles n'ont rien
perdu de leur énergie. Marié depuis deux ans, Mohammed
n'a pas d'enfants.

OBSERVATION IX.

Ahmed Tahar, ancien caïd de Bône, âgé de 45 ans, est d'une forte constitution. Il n'a jamais eu, comme affection vénérienne, qu'une gonorrhée qui persista pendant quatre ans. Elle durait depuis quelque temps déjà, quand il vit apparaître aux bourses une éruption de petits boutons (eczéma), donnant lieu à une sécrétion jaunâtre et à de vives démangeaisons.

Un an après l'apparition de cette éruption, en 1852, les bourses commencèrent à prendre du volume et à s'indurer; indolores pendant la marche ou la station debout, elles devenaient le siége de douleurs intenses chaque fois qu'il montait à cheval, et deux ou trois heures environ après en être descendu. Alors une fièvre chaude, se terminant par des sueurs excessivement abondantes et accompagnée de vomissements, le tenait au lit pendant vingt-quatre heures.

La tumeur n'a jamais nui en rien à l'accomplissement des fonctions sexuelles. La gêne qui en résultait le décida cependant à la faire enlever en 1855; elle pesait, au moment de son ablation, 12 kil. 180 gram.

L'opération, faite avec succès, ne présenta rien de particulier. La guérison était complète au bout de vingt jours.

Aujourd'hui 1er novembre 1858, les bourses sont absolument comme à l'état normal. Les fonctions génératrices ont conservé leur parfaite intégrité.

OBSERVATION X.

(Recueillie par le Docteur HAMEL.)

Muller, bijoutier, âgé de 44 ans, depuis six ans consé-
cutifs en Afrique, entre à l'hôpital de Bône en novembre
1856, pour une affection éléphantique des membres inférieurs.

Les antécédents de ce malade méritent d'être notés avec
quelques détails.

Il n'a jamais été atteint de scrofules pendant son enfance,
ni de syphilis à aucune époque ; sa santé est restée bonne
jusqu'en 1849, c'est-à-dire pendant tout le temps qu'il a
habité la France.

Au commencement de 1849 il vient en Afrique. Bientôt
les fièvres le saisissent et le forcent, après un an de séjour
à Guelma, à regagner la France, dans un état de cachexie
très-avancé.

Un érysipèle du cuir chevelu, qui dure six semaines et
détermine la chute complète des cheveux en juin 1850, un
abcès parotidien, ouvert par M. Velpeau à la Charité en septembre de la même année, sont des particularités utiles à
connaître dans la santé de ce malade. La fièvre, qui avait
continué à le tourmenter à intervalles irréguliers et sous
forme d'accès tierces, disparaît définitivement après l'ouverture de l'abcès parotidien.

Il revint habiter Guelma en octobre 1851. Pendant trois

ans sa santé ne périclite pas, quoiqu'il travaille dans un logement humide et malsain. Vers 1855, une petite grosseur apparaît dans chaque aine, sans douleur, sans frissons, sans érysipèle aux jambes, sans phénomènes de lymphangite, en un mot sans cause appréciable. Elles augmentent graduellement, surtout la droite, à la suite d'un traitement suivi à l'hôpital de Guelma. Peu à peu, le membre inférieur droit participe au gonflement ; la jambe gauche, au contraire, reste encore longtemps libre et ne commence à enfler qu'en juillet 1856.

État du malade au moment de son entrée à l'hôpital, en novembre 1856 : Engorgement des ganglions sous-occipitaux, sous-maxillaires, pariétaux, claviculaires, épitrochléens et axillaires. Ces derniers offrent le volume d'une grosse pomme.

La région inguinale droite est le siége d'une tumeur allongée dans le sens du ligament de Fallope. Cette dernière présente le développement d'une tête d'adulte d'une dureté élastique, et à sa surface de petits tubercules disséminés de même couleur que la peau, au-dessus de laquelle ils font saillie. A gauche, même tumeur naissante, mais sans traces de tubercules. Les cuisses, les jambes, la partie antérieure de l'abdomen jusqu'aux fausses côtes sont tuméfiées, rénitentes, d'une dureté qui ne ressemble en rien à celle de l'œdème ; la pression n'y détermine pas, comme dans cette dernière affection, un creux caractéristique. La cuisse droite, plus volumineuse que la gauche, mesure près d'un mètre de circonférence. Les tubercules signalés plus haut ne se remarquent pas sur les membres inférieurs.

L'induration s'étend au fourreau de la verge et aux bourses ; aussi les érections sont-elles devenues impossibles.

La plante des pieds seule ne participe pas au développement morbide.

Les extrémités inférieures contrastent, par leur intumescence, avec la partie supérieure du corps, qui est singulièrement amaigrie.

Appétit excellent, dyspnée, essoufflement, toux légère, expiration un peu prolongée et quelques râles sous-crépitants à la partie supérieure des deux poumons. Tous ces troubles respiratoires tiennent à une affection emphysémateuse.

Sueurs continuelles la nuit et le jour.

L'iodure de potassium, l'huile de foie de morue, le nitrate de potasse à l'intérieur, les bains maures, le vésicatoire sur la tumeur inguinale, la compression des membres, sont successivement ou concurremment employés sans aucun résultat.

M. Mestre prend le parti d'en venir à l'ablation de la tumeur inguinale et aux incisions elliptiques, qu'il a décrites à l'article *Traitement* de ce travail.

Une première incision est donc pratiquée sur la tumeur ; elle donne naissance à une quantité de sang tellement abondante, à des jets artériels tellement forts et soutenus, que le malade, en moins de deux minutes, perd près de deux litres de sang. L'état d'affaiblissement dans lequel se trouva le sujet par cette hémorrhagie, et les difficultés que devait entraîner une circulation collatérale aussi riche, commandaient de renoncer à toute nouvelle tentative d'opération.

Muller fut évacué sur France, où il ne tarda pas à mourir.

OBSERVATION XI.
(Recueillie par le Docteur HAMEL.)

Erfaï-ben-Almi, âgé de 30 ans, habite dans la tribu des Merdès la plaine arrosée par la Bona-Moussa. Il est d'origine arabe et non kabyle, d'un tempérament lymphatique accusé par les glandes cervicales dans sa semence.

A une époque qu'il ne peut préciser, il eut une blennorrhagie suivie d'orchite, et à une époque postérieure, des ulcérations sur la verge, qui ont peu fixé son attention. Six mois après l'apparition de ces dernières, une éruption de boutons se fit simultanément aux reins, aux cuisses, à l'anus et aux bourses. C'est vers le même temps (1852) qu'il vit se développer la tumeur du scrotum, pour laquelle il vint nous trouver au bureau arabe, en septembre 1857. Stationnaire depuis trois ans, cette tumeur s'est accrue lentement. L'année même où elle commença à se développer, Erfaï fut sujet à des accès de fièvre quotidienne, apparaissant le soir en chaud et suivis de sueurs et de vomissements bilieux. Chaque accès paraît avoir aidé à l'accroissement de la tumeur.

Les facultés génésiques n'ont subi, depuis le début de

la maladie, aucune dépression. — Il a eu trois enfants, deux garçons qui sont morts, et une fille encore vivante.

Rien ne peut faire soupçonner la coexistence d'une hernie ; fonctions digestives parfaites ; ni coliques, ni dérangements intestinaux.

État actuel (10 octobre 1857) :

Tumeur piriforme suspendue à l'abdomen par un pédicule long et étroit, descendant dans la station debout jusqu'aux mollets. — Consistance dure, sensation de fluctuation profonde. — Verge complètement renfermée dans la tumeur, mais saillante encore à la volonté du malade ; les bords du trou où elle est enfoncée sont fibreux et formés par le limbe du prépuce, respecté par la circoncision.

De petites grosseurs mamelonnées, dues à l'hypertrophie de l'un des éléments de la peau, se remarquent à la partie inférieure du scrotum, ainsi qu'une ulcération du diamètre d'une pièce de 50 centimes, superficielle et blafarde, et des taches blanches qui sont les cicatrices d'ulcérations analogues. — Quelques taches semblables existent sur la cuisse gauche et le pubis. — Au moment de son entrée à l'hôpital, Erfaï présentait sur la cuisse droite une éruption lichénoïde cerclée, qui a disparu depuis qu'il est soumis à un traitement mercuriel. Sous l'influence combinée des frictions iodurées et du repos, la tumeur semble aussi avoir un peu diminué de volume.

Le 12 octobre, M. Mestre se décide à l'enlever. — Après

avoir dessiné avec la teinture d'iode les deux lambeaux
antérieur et postérieur, il commence l'opération par la dissection des lambeaux postérieurs. — Ce premier temps
achevé, le lambeau antérieur est taillé et disséqué jusqu'à
la racine de la verge, qu'un aide est chargé de tendre et
de tirer en haut, pour éviter la lésion de l'urètre et des
corps caverneux.

Le but de l'opération étant de soustraire la masse morbide en respectant les deux glandes séminifères, il faut
alors aller à la recherche des testicules. — Une incision est
faite de chaque côté dans la situation probable qu'ils occu-
pent, et l'on procède par tâtonnements, en explorant avec
le doigt le fond de l'incision avant d'y reporter le couteau.
Le testicule, toujours intact au milieu du tissu éléphantique, se reconnaît à son volume, à sa mobilité, à la sensation douloureuse éprouvée par le malade dès qu'il est
soumis à la pression. La tunique vaginale une fois ouverte,
l'énucléation n'offre aucune difficulté. Un temps assez long
est toujours nécessaire pour arriver de cette manière au
testicule ; on risque ensuite de s'égarer et de compromettre
le cordon ; mieux vaut, comme l'a fait M. Mestre dans ses
précédentes opérations, aller à sa recherche en prenant
pour guide le cordon, qu'il est toujours facile de sentir et
de mettre à nu.

Les testicules dégagés et relevés sur le ventre, il ne
reste plus qu'à enlever la masse à grands coups de couteau.
Puis, les lambeaux sont réunis par des points de suture,

la plaie pansée avec une compresse enduite de styrax, ainsi qu'il a été dit tout au long dans les premières observations.

La peau ne doit pas être trop animée dans la dissection des lambeaux, l'expérience ayant prouvé que le tissu morbide qui la double se résorbe à la longue ou disparaît par la suppuration, et qu'elle reprend au bout d'un certain temps ses propriétés normales.

Pendant les trois premiers jours qui suivent l'opération, tout va bien; la réaction est nulle, l'état général satisfaisant. Le quatrième jour, au contraire, nous trouvons le malade en proie à un délire fébrile violent; la figure présente une teinte ictérique manifeste. On lève l'appareil, et l'on s'aperçoit que l'urine, en s'écoulant sur les pièces de pansement, malgré les vives recommandations faites à l'infirmier, a déterminé la gangrène d'une partie du lambeau antérieur. M. Mestre, voyant dans les accidents généraux une résorption putride, donne le sulfate de quinine à haute dose, et, deux jours après, tout est rentré dans l'ordre. Pendant ces deux jours, le malade, toujours en proie au délire, arrache son pansement, et met sa plaie à nu à plusieurs reprises.

M. Mestre attribue au sulfate de quinine une vertu spécifique contre les accidents opératoires. Il aurait pour effet de modérer la fièvre traumatique et d'empêcher les accès pernicieux, si fréquents à la suite des opérations d'éléphantiasis. Le succès du sel quinique est incontestable dans la cas présent, à quelque interprétation d'ailleurs qu'on veuille s'arrêter.

Après l'élimination des parties gangrenées, la plaie marche rapidement vers la cicatrisation, sous l'influence de pansements renouvelés deux fois par jour avec la décoction de quinquina, de vin aromatique, etc. Au bout de quarante jours, Erfaï peut quitter l'hôpital et retourner dans sa tribu. Les bourses restaient encore dures et rénitentes. Cet état d'induration nous faisait craindre que tout le tissu morbide n'eût pas été enlevé, et qu'il ne survînt une récidive ; mais, trois mois plus tard, ayant eu l'occasion de revoir notre opéré au bureau arabe, nous pûmes nous assurer que nos craintes n'avaient rien de fondé. Le scrotum avait récupéré sa minceur, sa rétractilité ; toute trace d'induration avait disparu ; le succès était complet. La cicatrice formait une ligne blanche à peine perceptible au milieu des rides du scrotum. Le sang de ce malade, analysé par M. Fégneux, pharmacien aide-major à l'hôpital de Bône, a présenté la composition suivante :

Pour 1000 grammes :

Eau.	804,60
Globules.	100,40
Albumine.	82,60
Fibrine.	2,00
Matières grasses, extractions et sels.	10,40

Ce sang offre donc une diminution notable de l'élément globulaire, 100 au lieu de 127, moyenne normale de MM.

Andral et Gavarret, et une augmentation du chiffre de l'al-
bumine, 82 au lieu de 70. Reste à savoir si ces différences
tiennent à la maladie elle-même, ou si elles ne dépendent
pas des conditions hygiéniques et climatériques propres à
la race arabe.

OBSERVATION XII.

(Recueillie par le Docteur HAMEL.)

Seliman-ben-Ahmed, né dans les environs de Kef en
Tunisie, entre à l'hôpital de Bône dans les premiers jours
de septembre 1858. Il est âgé de 40 ans, de bonne constitution, et ne présente, soit actuellement, soit dans ses antécédents, aucun signe d'infection syphilitique. Les fièvres
l'ont toujours à peu près épargné ; menant la vie pastorale
des Arabes, il a été soumis aux influences qui agissent sur
la race en général. Nous ne trouvons chez lui aucune circonstance spéciale qui puisse nous rendre compte de la
maladie pour laquelle il vient aujourd'hui réclamer nos
soins.

Cette maladie remonte à trois ans ; elle est constituée par
une tumeur éléphantique du scrotum, la plus grosse qu'il
nous ait encore été donné d'observer. Elle descend dans la
station debout jusqu'au-dessous des mollets, et gêne considérablement la marche. La forme est celle d'une poire à
grosse extrémité inférieure ; les caractères physiques, ceux
de toutes les tumeurs du même genre qui ont été décrites

jusqu'ici. Sa surface n'est point parsemée de saillies tuber-
culeuses ; le raphé des bourses fortement accusé y forme
une crête qui la divise en deux parties égales.

Cette tumeur nous a offert une particularité insolite.
Dans l'éléphantiasis des bourses, la verge, enfoncée comme
il arrive dans l'œdème, conserve néanmoins son fourreau
et sa faculté érectile, le malade peut la faire saillir à volonté.
Ici, au contraire, la verge se trouvait dépouillée de son
fourreau et reléguée dans un enfoncement de 20 centimètres
à peu près ; le canal par lequel on y arrivait, servant de
conduit excréteur à l'urine, était formé par l'enveloppe
même de la verge, retournée comme une peau d'anguille
et ayant subi la dégénérescence éléphantique. L'ouverture
de ce canal, à bords durs et calleux, se voyait à la partie
inférieure gauche de la masse scrotale.

Les indications à remplir étaient : 1o de ménager une
enveloppe à la verge ; 2o d'enlever la tumeur en conservant
les testicules. Il s'agissait donc, en définitive, d'une double
opération autoplastique. Voici le procédé qu'avec son ha-
bileté habituelle, M. Mestre mit en usage :

Deux incisions verticales et une horizontale, circonscri-
vent d'abord sur la partie antérieure de la tumeur un
lambeau quadrilatère à base supérieure, destiné à recouvrir
la verge.

Ce lambeau disséqué dans toute sa hauteur, deux autres
lambeaux semi-elliptiques sont sculptés sur les parties
latérales.

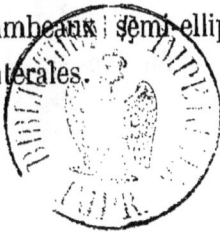

7

La dissection s'effectue sans grande effusion de sang,
au milieu d'un tissu dur et lardacé. Une fois achevée, le
canal que nous avons signalé plus haut est fendu dans toute
sa longueur, et la verge dégagée de la gangue morbide au
sein de laquelle elle se trouvait perdue. On procède alors
à la recherche des testicules, non pas en se guidant sur le
cordon, mais comme il a été dit dans la précédente observation. Ceux-ci, trouvés et séparés de la tumeur, sont
relevés sur la partie antérieure de l'abdomen. La tumeur
est ensuite enlevée à grands coups ; mais elle pèse d'un tel
poids et tiraille tellement la peau, qu'après son ablation
le lambeau latéral gauche fait complètement défaut.

Des points de suture sont placés de manière à réunir le
lambeau latéral droit à ce qui reste du gauche, et à former
un cylindre engaînant la verge du lambeau quadrilatère,
taillé en premier lieu sur la tumeur. Le rebord antérieur
de ce cylindre est réuni aussi avec un reste du prépuce
intact autour de la couronne du gland.

Quelques bandelettes, un linge enduit de styrax, de la
charpie imbibée d'une décoction animée de quinquina, un
suspensoir, complètent le pansement.

L'inhalation du chloroforme donna lieu à un accident
qu'il eût été facile d'éviter et sur lequel il est nécessaire de
dire un mot. Nous voulons parler de vomissements alimen-
taires survenus pendant le sommeil chloroformique, le
malade ayant mangé les trois quarts de la portion quelques
heures avant l'opération. Il aurait pu en résulter des suites

graves, si les matières se fussent introduites dans les voies respiratoires.

Le malade reporté dans son lit prend immédiatement 0,8 décigr. de sulfate de quinine, lequel est continué chaque jour à la dose de 1 gram. M. Mestre a pour but, en l'administrant, d'empêcher la manifestation de la fièvre traumatique, ou tout au moins d'en diminuer l'intensité. Nous avons cru remarquer, en effet, que malgré l'étendue de la plaie produite par l'ablation de la tumeur, la fièvre n'avait jamais été très-forte.

Le troisième jour, à la levée de l'appareil, on s'aperçoit que la partie antérieure du fourreau artificiellement formé à la verge, est frappée de gangrène. Quelques jours plus tard le lambeau latéral droit se mortifie également dans une partie de son étendue.

Les points sphacélés ne tardent pas à se détacher, et l'on conserve l'espoir de réparer les désordres produits. Mais le malade, sans cause connue, est pris d'accidents tétaniques qui, ayant débuté par les muscles des mâchoires, s'étendent successivement à la nuque et aux muscles respiratoires, et déterminent en huit jours sa mort.

A l'autopsie, nous trouvons un abcès dans le testicule droit, qui pourrait bien entrer pour quelque chose dans le développement du tétanos. La surface du testicule était recouverte de granulations rouges.

La moelle, examinée avec soin, n'offrit qu'un peu de congestion, évidente surtout vers la queue de cheval.

Le fourreau artificiel avait contracté quelques adhérences avec les corps caverneux ; il se serait probablement soudé dans toute son étendue, si la mort n'avait pas enlevé notre opéré.

Les deux tumeurs qui font l'objet des deux dernières observations, ne nous ont pas présenté tout à fait les mêmes caractères.

La première, formée d'un tissu dur et lardacé à sa circonférence, avait une consistance bien moindre dans son centre. Çà et là se trouvaient des vacuoles remplies d'un liquide complètement albumineux.

La seconde, composée d'un tissu dur et fibreux, avait une consistance uniforme dans toute son étendue.

Ni dans l'une ni dans l'autre il n'était possible de découvrir ces couches concentriques et de consistance graduellement décroissante que j'ai rencontrées dans quelques cas, qu'il a comparées aux couches du tronc du chêne ou du sapin, et qui permettraient de reconnaître les phases de développement des tumeurs, — chaque couche correspondant à un accès fébrile déterminé.

Il n'est pas à ma connaissance qu'aucun chirurgien ait laissé le moindre renseignement sur la marche à suivre dans l'opération que nous avons eu à pratiquer ces jours derniers. (Voyez l'observation n° 12, pag. 96.) Dans ce cas-là, la verge se trouvait confondue dans la masse du tissu

anormal. Cette anomalie se présentant pour la première fois
à mon observation, j'ai été obligé de déroger à mes habitudes opératoires, et d'imaginer un procédé nouveau, afin
d'atteindre plus facilement et plus sûrement mon but ; mais
par malheur, dans cette circonstance, mon génie chirurgical ne m'a pas donné de bonnes inspirations.

Car, après l'opération, je me suis convaincu qu'en pareil
cas, pour abréger le manuel opératoire et agir avec plus
de sécurité, il convient :

1° De pratiquer deux incisions longitudinales de 6 centimètres, l'une à droite, l'autre à gauche sur le trajet des
anneaux inguinaux, afin de mettre à découvert les cordons
spermatiques qui serviront de guides certains pour arriver
sans difficulté aux testicules, que l'on laissera en place après
les avoir mis à nu ;

2° De disséquer un lambeau quadrilatère à la partie
supérieure et antérieure de la tumeur, destiné à former
le fourreau de la verge, pourvu que ce lambeau ne soit
ni trop long ni trop large ; on coupe un patron de papier
que l'on prend sur un spéculum de moyenne grandeur ;

3° D'aller à la recherche de la verge, en ayant soin de
conserver à celle-ci la plus grande partie du canal qui lui
fait suite, et qui est en réalité le fourreau de la verge ren-
versé, qu'il faudra utiliser en lui rendant autant que possible
son ancienne fonction, et le faire adhérer avec l'extrémité
du lambeau qui doit désormais compléter en arrière le
fourreau de la verge.

4° Il convient, dans le cas dont il est ici question, de faire deux lambeaux latéraux, ni trop grands ni trop petits, mais suffisants pour bien envelopper les testicules; il convient aussi que l'intumescence soit soutenue, afin que la peau se trouve dans le relâchement le plus complet; on évite de couper les lambeaux trop courts.

ANATOMIE PATHOLOGIQUE.

La tumeur est à peu près homogène, elle est formée par du tissu cellulaire hypertrophié et dans les mailles relâchées duquel se trouve épanchée la matière éléphantique, dont l'aspect est celui du lard rance; le tissu cortical de l'intumescence est beaucoup plus dur et plus dense que le central.

Un liquide abondant, séreux et limpide s'écoule lorsqu'on l'incise.

Ici nous n'avons pas rencontré des couches superposées les unes sur les autres, comme dans les cas précédents.

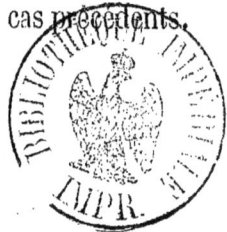

FIN.

TABLE

—

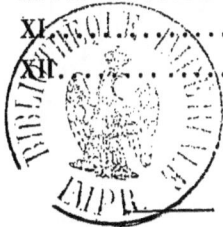

Pl. 1.

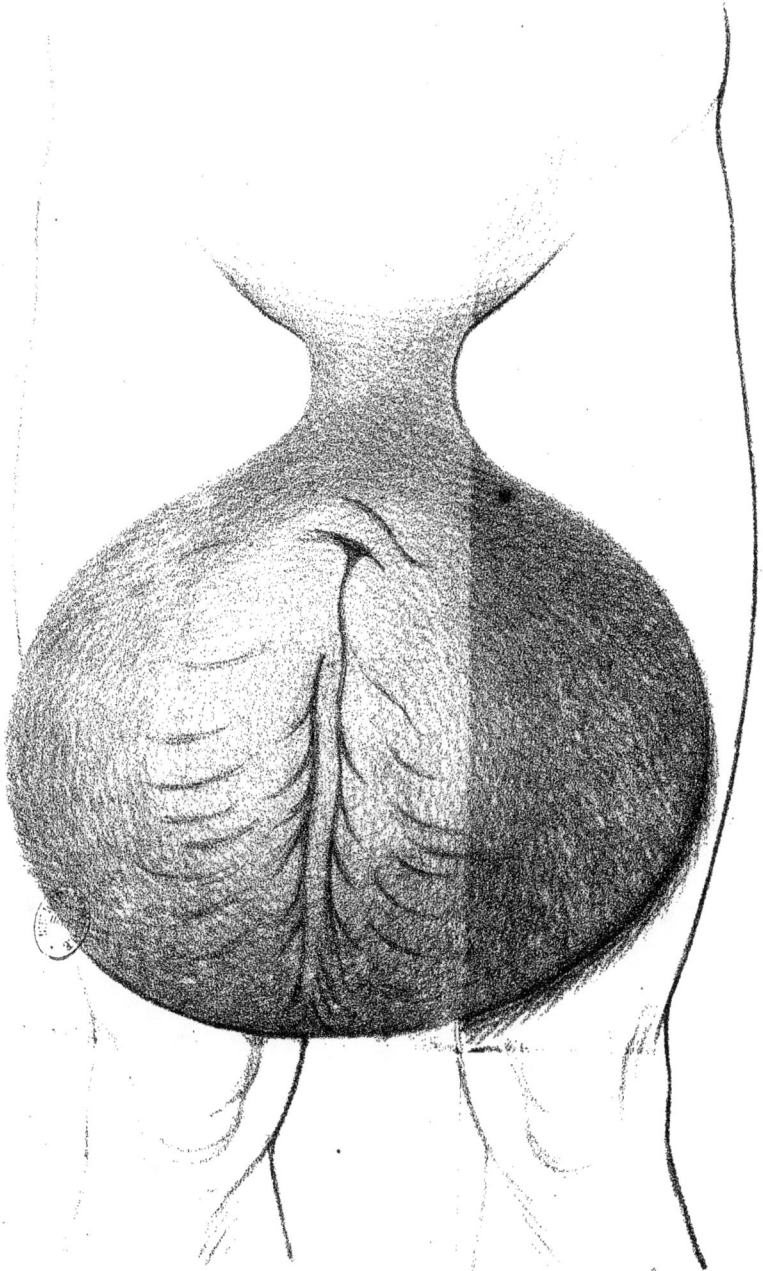

Lith. de Boehm,. Montpellier.

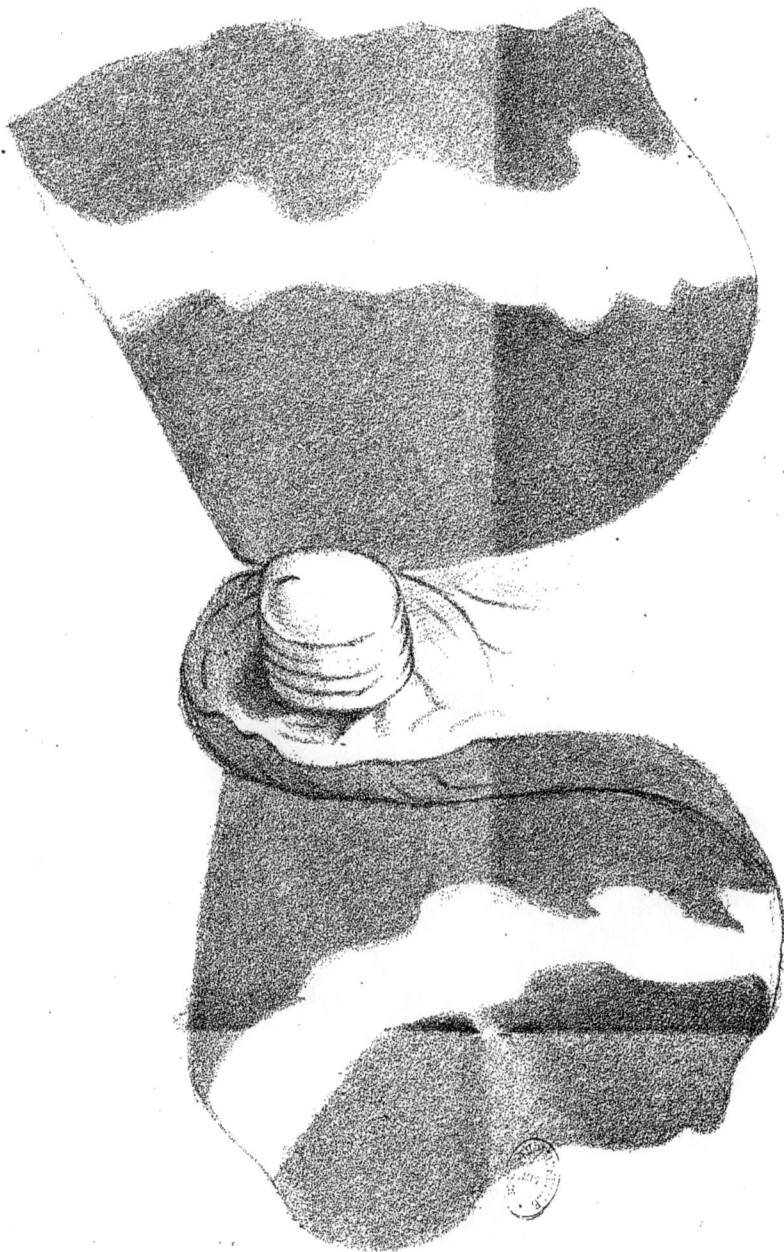

Pl. 3.

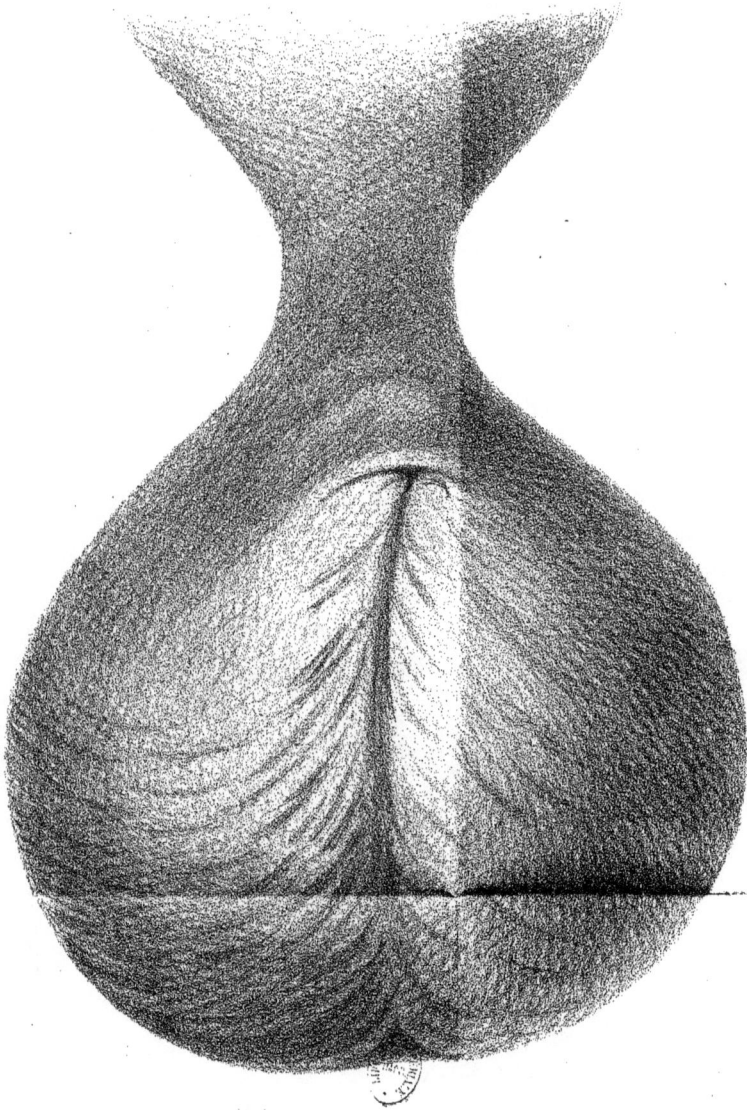

Pl. 4.

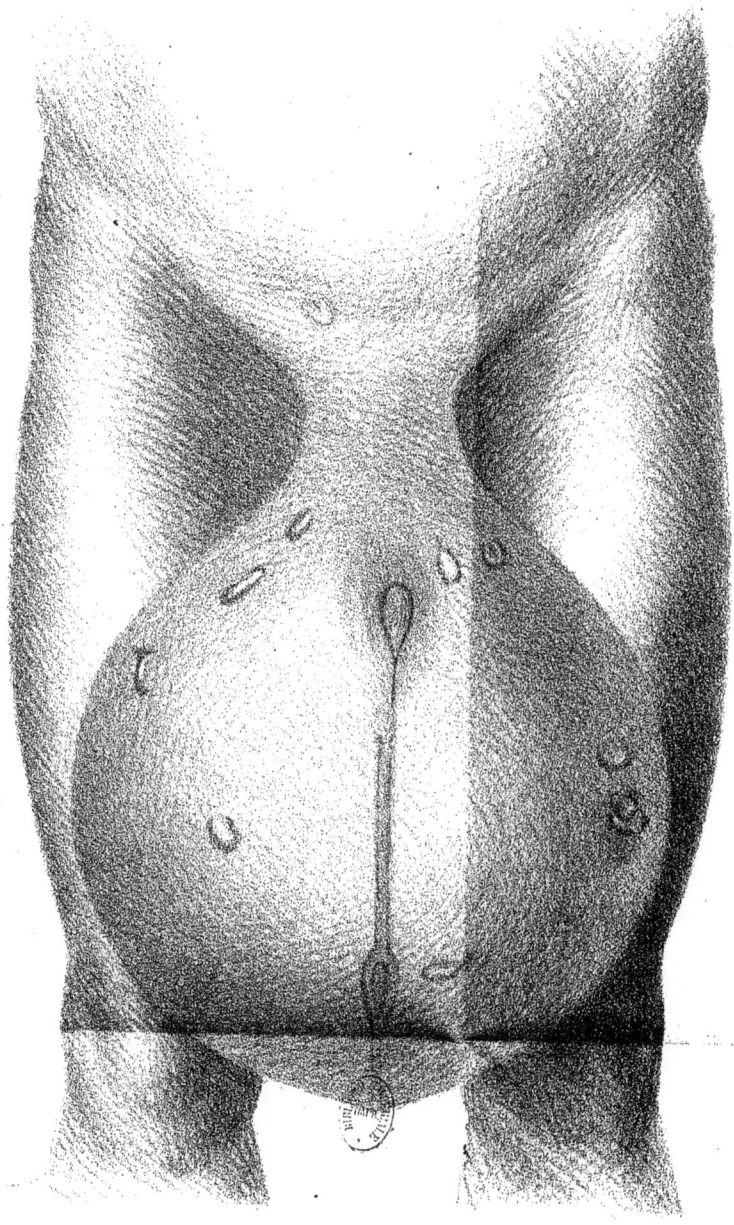

Lith. de Boehm, Montpellier

Pl. 5.

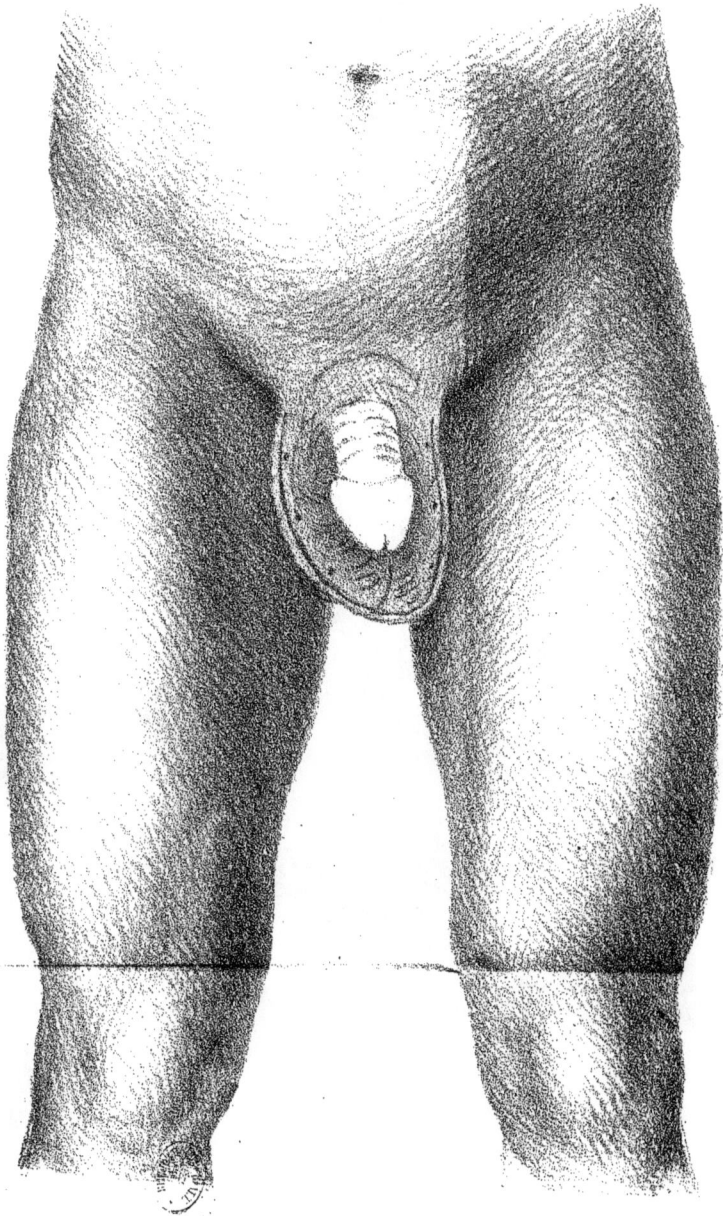

Lith. de Boehm, Montpellier.

Pl. 6.

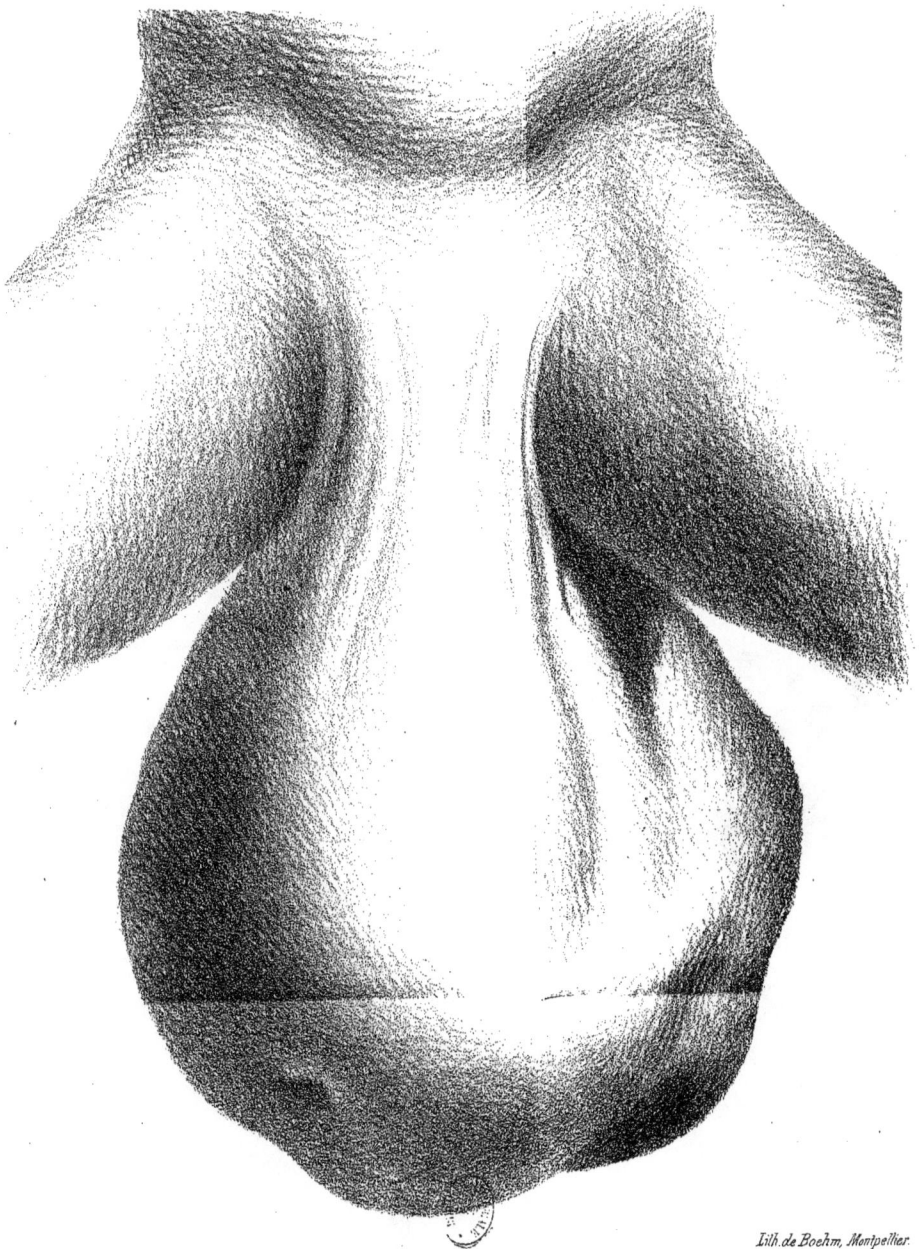

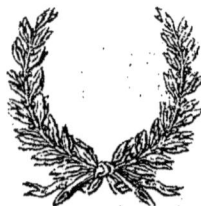

www.ingramcontent.com/pod-product-compliance
Lightning Source LLC
Chambersburg PA
CBHW071210200326
41519CB00018B/5460